理学療法・作業療法 専門基礎分野

臨床につながる
整形外科学

芳賀信彦 編

医歯薬出版株式会社

編 集

芳賀 信彦　東京大学大学院医学系研究科 外科学専攻 感覚・運動機能医学講座
　　　　　　リハビリテーション医学分野 教授

執 筆（執筆順）

芳賀 信彦　編集に同じ
篠田 裕介　東京大学医学部附属病院リハビリテーション科 講師
緒方 直史　帝京大学医学部リハビリテーション科 教授

This book was originally published in Japanese
under the title of：

RIGAKURYOUHOU・SAGYOURYOUHOU SENMONKISOBUNYA
RINSHOU-NI TSUNAGARU SEIKEIGEKAGAKU
(The field of specialized basics for physical therapy and occupational therapy
Orthopaedics connect to clinical site)

Editor：
HAGA, NOBUHIKO
　Professor
　Department of Rehabilitation Medicine
　Graduate School of Medicine,
　University of Tokyo

© 2016 1st ed.
ISHIYAKU PUBLISHERS, INC.
　7-10, Honkomagome 1 chome, Bunkyo-ku,
　Tokyo 113-8612, Japan

序　文

　整形外科疾患の診療とリハビリテーションは，切っても切れない関係にあります．手術後の機能回復訓練としてのリハビリテーションはもちろんですが，保存的治療としての運動療法や物理療法，社会復帰に向けた包括的なリハビリテーション，さらには整形外科疾患の予防にもリハビリテーションは深く関わっています．したがって，運動器の構造や整形外科疾患の病態や診断，治療を理解しておくことは，リハビリテーションに携わる医療従事者やそれを目指す学生にとっては非常に重要なことです．一方で，整形外科は四肢と体幹の運動器全体を対象としており，扱う疾患は多岐にわたり，そのすべてを頭に入れることは整形外科医と言えども容易ではありません．本書では，臨床の現場で経験することが多い疾患を取り上げ，具体的な症例を示したうえで，患者像をイメージしながら必要な知識を身につけられるように企画しました．これらの知識を得ることで，頻度の少ない他の整形外科疾患についての理解は容易になると考えています．またコラムとして，発展的な知識やトピックスも解説しています．

　リハビリテーションを受ける患者さんは，リハビリテーションのゴールに関しては自身の希望も含めて医師や療法士と相談することはあっても，多くの場合，リハビリテーションの内容については任せるしかない立場にいます．したがって医師や療法士がリハビリテーションの内容を考え決定する際には，個々の患者さんの病態，手術など受けてきた治療の具体的な内容を理解しておく必要があります．特に，理学療法士や作業療法士を目指している学生さん達には，臨床実習等において，指導にあたる療法士や主治医，リハビリテーション医の指示通りにリハビリテーションを行うのではなく，その指示にある背景を十分に理解するように努めていただきたいと思います．

　本書は，整形外科医としての長年にわたるバックグラウンドをもつ3名のリハビリテーション医が執筆しており，個々の疾患の内容について，リハビリテーションを考えるうえで必要な部分を強調して記述しています．整形外科疾患の知識の整理として，そして，実際の臨床の現場における参考資料として役立てていただければ幸いです．

2016年1月吉日

芳賀　信彦

理学療法・作業療法専門基礎分野
臨床につながる 整形外科学

目次 —contents—

01 大腿骨近位部骨折 2

導入エピソード 2
どんな人がなりやすいですか 3
どんな病態ですか 3
どのように診断されますか 4
どんな治療が行われますか 7
大腿骨近位部骨折の予防 10
After 12
Another Case 13

脊椎椎体骨折 14

- 脊椎椎体骨折とは 14
- 症状 14
- 治療 15

02 下腿骨骨折 16

導入エピソード 16
どんな人がなりやすいですか 17
どんな病態ですか 17
どのように診断されますか 17
どんな治療が行われますか 19
小児の下腿骨骨折 21
After 23

橈骨遠位端骨折 25

- 橈骨遠位端骨折とは 25
- 症状 25
- 分類 25
- 治療 25

03 足関節の外傷 26

導入エピソード 26
どんな人がなりやすいですか 27
どんな病態ですか 27
どのように診断されますか 28
どんな治療が行われますか 30
After 33

04 膝前十字靭帯損傷 ……………………………………… 36
導入エピソード ……………………………………………… 36
どんな人がなりやすいですか ……………………………… 37
どんな病態ですか …………………………………………… 37
どのように診断されますか ………………………………… 39
どんな治療が行われますか ………………………………… 40
After …………………………………………………………… 42

05 末梢神経損傷 …………………………………………… 44
導入エピソード ……………………………………………… 44
どんな原因で生じますか …………………………………… 45
どんな病態ですか …………………………………………… 45
どのように診断されますか ………………………………… 47
どんな治療が行われますか ………………………………… 49
After …………………………………………………………… 50

06 四肢切断 ………………………………………………… 52
導入エピソード ……………………………………………… 52
どんな原因で生じますか …………………………………… 53
どんな病態ですか …………………………………………… 54
切断手術と断端ケア ………………………………………… 55
どのように分類・評価しますか …………………………… 56
義足の製作 …………………………………………………… 57
After …………………………………………………………… 60

07 変形性股関節症 ………………………………………… 62
導入エピソード ……………………………………………… 62
どんな人がなりやすいですか ……………………………… 63
どんな病態ですか …………………………………………… 64
どのように診断されますか ………………………………… 65
どんな治療が行われますか ………………………………… 66
変形性股関節症の予防 ……………………………………… 69
After …………………………………………………………… 71
Another Case ………………………………………………… 72

contents

08 変形性膝関節症 74
- 導入エピソード 74
- どんな人がなりやすいですか 75
- どんな病態ですか 75
- どのように診断されますか 77
- どんな治療が行われますか 78
- After 82
- Another Case 83

骨端症 84
- ペルテス病（Legg-Calvé-Perthes病） 84
- オスグッド病（Osgood-Schlatter病） 85
- ケーラー病（Köhler病） 85

09 関節リウマチ 86
- 導入エピソード 86
- どんな人がなりやすいですか 87
- どんな病態ですか 87
- どのように診断されますか 89
- どんな治療が行われますか 91
- After 94
- Another Case 95

10 肩 痛 96
- 導入エピソード 96
- 基礎知識 97
- 肩関節の解剖と特徴 97
- どんな人がなりやすいですか 98
- どんな病態ですか 98
- どのように診断されますか 99
- どんな治療が行われますか 102
- 予後はどうですか 103
- After 104

11 腰痛 ... 106

導入エピソード ... 106
基礎知識 ... 107
どんな人がなりやすいですか ... 108
どんな病態ですか ... 108
どのように診断されますか ... 110
どんな治療が行われますか ... 112
予後はどうですか ... 115
After ... 117

12 頚椎症性脊髄症 ... 118

導入エピソード ... 118
どんな人がなりやすいですか ... 119
どんな病態ですか ... 120
どのように診断されますか ... 121
どんな治療が行われますか ... 123
After ... 126

13 脊髄損傷 ... 128

導入エピソード ... 128
どんな人がなりやすいですか ... 129
どんな病態ですか ... 129
どのように診断されますか ... 130
どんな治療が行われますか ... 134
After ... 137

コラム 目次

01 大腿骨近位部骨折
①大腿骨頭の血流 ... 5
②大腿骨転子部骨折の安定性 ... 6
③高齢者の長期臥床による廃用症候群 ... 7
④sliding hip screwとshort femoral nail ... 9
⑤「転倒不安」とその評価 ... 10
⑥大腿骨近位部骨折と生命予後 ... 11

02 下腿骨骨折
①骨折線の方向による分類 ... 18
②ロッキングプレート ... 20
③開放骨折のGustilo分類と初期治療 ... 21
④多発外傷における骨折治療 ... 22

03 足関節の外傷
①Lauge-Hansen分類とは ... 30
②RICEとは ... 31

04 膝前十字靱帯損傷
①スポーツ外傷とスポーツ障害 ... 37
②メカノレセプターと関節覚 ... 38
③Segond骨折とは ... 39
④スクリューホームムーブメント ... 40

05 末梢神経損傷
①絞扼性神経障害 ... 45
②末梢神経損傷による手の変形 ... 46
③フロマン徴候(Froment sign) ... 48
④カウザルギー ... 49

06 四肢切断
①下肢切断の年齢 ... 53
②壊死性筋膜炎とは ... 54
③幻肢痛の治療 ... 57
④骨直結型義足 ... 58

07 変形性股関節症
①臼蓋形成不全とは ... 63
②変形性股関節症の遺伝子異常 ... 64
③先天性股関節脱臼診療の変遷と変形性股関節症 ... 64
④人工関節と骨の間の固定 ... 68
⑤人工股関節の弛み ... 69

08 変形性膝関節症
①下肢のアライメントとは ... 76
②一次性変形性膝関節症に関連する因子 ... 76
③closing wedge osteotomyとopening wedge osteotomy ... 80

09 関節リウマチ
①ボタン穴変形と白鳥のくび変形 ... 88
②新しい活動性評価法 ... 90
③遠位橈尺関節障害に対するSauve-Kapandji手術 ... 91
④温熱療法 ... 92

11 腰痛
①腰部脊柱管狭窄症とは ... 107
②腰痛のレッドフラッグ ... 110

12 頸椎症性脊髄症
①頸椎後縦靱帯骨化症とは ... 119
②打鍵器ひとつで高位診断 ... 121
③椎弓形成術とは ... 125

13 脊髄損傷
①球海綿体反射 ... 131
②麻痺の回復を促す治療 ... 132
③自律神経過反射 ... 134
④新しい痙縮の治療 ... 134
⑤性機能障害 ... 135
⑥自動車の運転 ... 136

索引 ... 139

*本書の導入エピソードで登場する患者さんは，すべて仮名です．

【表紙・本文デザイン】サンビジネス
【導入エピソードイラスト】川野郁代

01	大腿骨近位部骨折
	・脊椎椎体骨折
02	下腿骨骨折
	・橈骨遠位端骨折
03	足関節の外傷
04	膝前十字靱帯損傷
05	末梢神経損傷
06	四肢切断
07	変形性股関節症
08	変形性膝関節症
	・骨端症
09	関節リウマチ
10	肩痛
11	腰痛
12	頚椎症性脊髄症
13	脊髄損傷

01 大腿骨近位部骨折

　82歳の山本祐子さん(仮名)は，大きな持病もなく健康で，これまで入院もしたことがありませんでした．ご主人を3年前に亡くしてからは一人暮らしで，近所には娘さん夫婦が住んでいます．
　元気な山本さんですが，さすがにここ数年は，足腰が弱ってきたと感じていました．特に去年は外出中に2度転んだことがあり，また転ぶのではないかという不安から，最近は杖をついて外出しています．また，10年ほど前から時々腰痛があり，娘からは「背中が曲がってきたんじゃない？」と言われています．
　ある日，夜中に目が覚めてトイレに行こうとした時です．じゅうたんの端につまずいた，と感じた途端に右半身を下にして転んでしまいました．右手と腰の右側を床に打

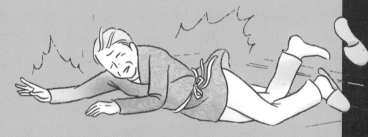

ったようですが，どうにか両手を床について座ることはできました．
　しかし右足の付け根が痛くて立ち上がることができません．幸い近くに電話があったので，そこまで這って行き，娘さんに電話をかけることができました．夜中にもかかわらず駆けつけてくれた娘さんが救急車を要請してくれました．
　娘さんに付き添ってもらい，救急病院に到着しました．当直医師の診察を受け，レントゲンを撮ってもらったところ，「大腿骨が骨折しており数日以内に手術をすることになるでしょう」と告げられ，そのまま入院となりました．山本さんは，このあとどうなるのかと不安でたまりません．

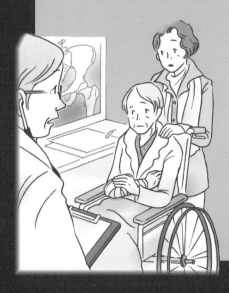

大腿骨近位部骨折とは？

どんな人がなりやすいですか

　大腿骨の近位部，すなわち股関節に近い部分に生じる骨折を「大腿骨近位部骨折」と総称しています．日本では，年間約15万人が大腿骨近位部骨折を受傷すると推定されています．このうち約8割が女性であり，年齢が高いほど発生率は高くなります．2007年の女性1万人あたりの骨折数は，70歳代で39.7，80歳代で157.1，90歳以上で313.6でした（図1）[1]．

　日本は2007年に，65歳以上の高齢者の割合が総人口の21％を超える超高齢社会に突入し，2013年にはこの割合は25.0％となっています．このような高齢化の進行により，大腿骨近位部骨折は今後も増えると予測されています．

どんな病態ですか

　高齢者の大腿骨近位部骨折は，骨粗鬆症による脆弱な大腿骨に，転倒など軽微な外傷が加わることで生じるとされています．骨粗鬆化は皮質骨よりも海綿骨に早期に生じるため，骨皮質の薄い大腿骨近位部に骨折が生じやすいと考えられています（図2）．

　骨粗鬆症の程度は一般に骨密度で表されます．骨密度は全年齢で女性のほうが男性より低く，20歳代をピークに年齢とともに減少します．特に女性では50歳前後の閉経期の後，急激に減少するという特徴があります（図3）[2]．最近では，骨の折れやすさに関係する骨の強度は，骨密度だけでなく骨質の影響を受ける，とされています．骨質は，骨コラーゲンの架

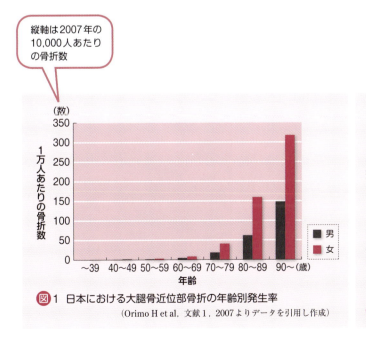

図1　日本における大腿骨近位部骨折の年齢別発生率
（Orimo H et al. 文献1，2007よりデータを引用し作成）

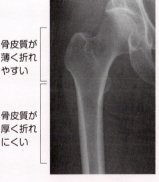

図2　骨粗鬆症のある大腿骨

橋異常や骨石灰化の分布など様々な因子で決まります．

臨床症状として，患者さんは骨折した側の下肢を動かそうとしません．これは骨折部に疼痛があるためであり，下肢を動かしたり体重をかけたりすると痛みは強くなります．多くの場合，起立・歩行が困難になりますが，骨折部の転位＊が少ないと歩行できることもあり注意が必要です．

どのように診断されますか

大腿骨近位部骨折の診断は，臨床所見と単純X線により行います．臨床的には，長管骨の骨折でよくみられる変形や腫脹は，大腿骨近位部が皮膚表面から深い場所にあるため，目立たないことが多いものです．転子部骨折では，時間がたつと皮下血腫を認めることがあります．圧痛は，後述する頚部骨折では股関節の前面（スカルパ三角）に，転子部骨折では大転子部にあります．高齢者の大腿骨近位部骨折では，単純X線で骨折線を確認できない不顕性骨折が5％前後あり，CTやMRIにより診断する必要があります（図4）．

大腿骨近位部骨折は，骨折線の部位により5つに分類されますが（図5），頻度が高いのは頚部骨折（図5のb）と転子部骨折（図5のd）で，転子部骨折は頚部骨折の約2倍の頻度といわれています．

大腿骨頚部骨折は，骨折線が関節包の中にある関節内骨折であり，GardenによりstageⅠからstageⅣに分類されています（図6）[3]（コラム❶）．Garden分類はstageすなわち段階の分類であることが重要です．つまり，診断時にstageⅠであっても，適切な治療が行われないとstageⅡ，Ⅲ，Ⅳへと進んでいく可能性があるということです．また，Garden分類は適切に当てはめるのが難しい場合も多

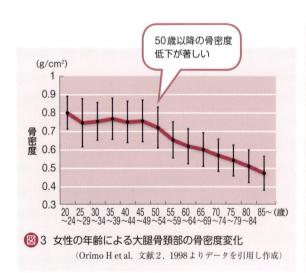

図3 女性の年齢による大腿骨頚部の骨密度変化
（Orimo H et al, 文献2, 1998よりデータを引用し作成）

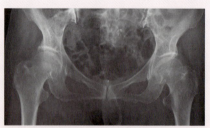

a 単純X線では骨折線が明らかでない．

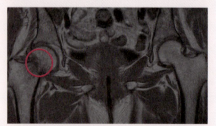

b MRI（T1強調画像）で右大腿骨頚部に低信号の骨折線（赤丸）を認める．

図4 大腿骨近位部の不顕性骨折

＊骨折した部分の「ずれ」を転位と呼ぶ．転位が少ないと安定しており，痛みが少なく荷重にも耐えうる．

く，stage ⅠとⅡを非転位型，ⅢとⅣを転位型ととらえて，治療法に結び付けるという考え方もあります．

大腿骨転子部骨折は，骨折線が大転子・小転子の部分を通る骨折であり，骨折線は関節包の外にあります．分類法にはEvans分類，Jensen分類（改変Evans分類），AO分類などがありますが，Evans分類が広く用いられて

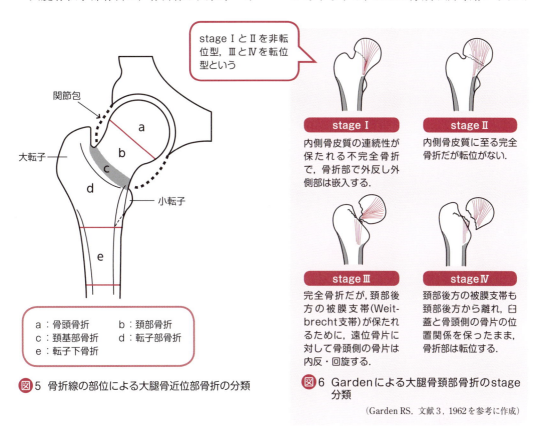

図5 骨折線の部位による大腿骨近位部骨折の分類

図6 Gardenによる大腿骨頸部骨折のstage分類

（Garden RS，文献3，1962を参考に作成）

コラム1 大腿骨頭の血流

大腿骨頭は，大腿深動脈の枝である内側大腿回旋動脈および外側大腿回旋動脈，閉鎖動脈の枝である大腿骨頭靭帯動脈より血流を受けており，なかでも大腿骨頸部の後方へ廻る内側大腿回旋動脈は主たる栄養血管です．大腿回旋動脈から分岐した支帯動脈（被膜下動脈）が分岐し，これが翻転した関節包である被膜（Weitbrecht支帯）に覆われて大腿骨頸部を上行し，大腿骨頭を栄養します（図）．Garden stage Ⅳの大腿骨頸部骨折では，頸部後方の被膜支帯が頸部から離れるため大腿骨頭の血流が途絶し，大腿骨頭壊死の危険性が高くなります．

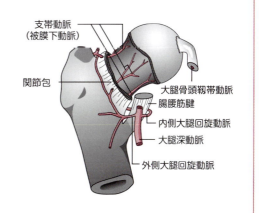

（菊地，文献5，2010より引用，改変）

大腿骨近位部骨折とは

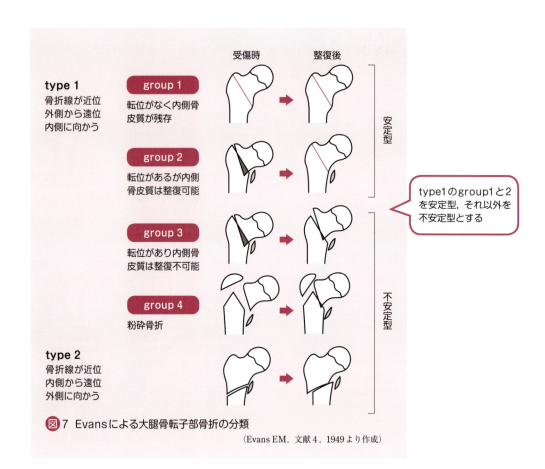

図7 Evansによる大腿骨転子部骨折の分類

(Evans EM, 文献4, 1949より作成)

 大腿骨転子部骨折の安定性

　大腿骨転子部骨折では，内側骨皮質が残存ないし整復されるものを安定型と呼んでいます．大腿骨頚部から転子部内側には，物理的圧迫力に応じる圧迫骨梁群が集中しており（図），骨皮質が厚く強固であるため，この部分に支持性があると，骨折部は安定します．小転子の前上方には，この部分の骨を補強する骨梁による隆起があり，これを大腿骨距（calcar femorale）またはBigelow中隔と呼びます．

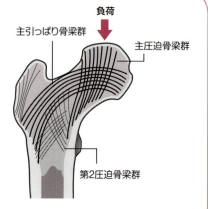

(菊地, 文献5, 2010より引用, 改変)

います(図7)[4]．Evansはtype1のgroup1とgroup2を安定型，それ以外を不安定型としています．つまり内側骨皮質が保たれているか整復可能であると，骨折としては安定することになります(コラム❷)．type2では，遠位骨片が容易に近位内側に転位するため不安定になります．

 どんな治療が行われますか

高齢者に多い大腿骨近位部骨折では，ほとんどの場合，手術的治療が選択されます．保存的治療，すなわち安静臥床や牽引治療でも骨癒合が得られる可能性はありますが，頚部骨折では転位のないstageⅠやⅡに保存的治療を選択すると転位を生じてstageⅢ，Ⅳに進行する可能性があり，その場合，骨折部の仮骨形成が不十分で偽関節(骨折が癒合せずに，骨折部に結合組織が介在し，異常可動性がみられる状態．一般に骨折後6か月以上経過した時点で判断する)になったり(図8)，骨頭への血流障害から骨頭壊死を生じることがあります．これ以外に手術的治療を選択する目的としては，長期臥床による廃用症候群(コラム❸)を防止すること，早期離床により

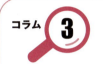 **高齢者の長期臥床による廃用症候群**

何らかの疾病により運動制限を余儀なくされて身体活動全体が低下すると，表に示すような様々な症状が現れます．これを廃用症候群と呼びますが，欧米ではinactivity(不活動)，immobility(不動)，deconditioning(脱調整状態)などの言葉が使われています．

器官		症状
運動器	筋肉	筋萎縮，短縮，筋力低下
	関節	拘縮，変形
	骨	骨萎縮，異所性骨化
	末梢神経	圧迫性障害
皮膚		萎縮，褥瘡
循環器	心臓	最大酸素摂取量低下，一回心拍出量低下，心筋萎縮
	血管	毛細管／組織比の低下，深部静脈血栓，起立性低血圧
血液・体液		循環血漿量減少，貧血，低タンパク
呼吸器		一回換気量減少，肺活量減少，肺胞膨張不全，無気肺，誤嚥性肺炎
消化器		消化液減少，吸収不全，便秘，食欲低下，逆流性食道炎
腎・泌尿器		腎血流減少，失禁，尿路結石，尿路感染
内分泌・代謝		副甲状腺ホルモン増加，男性ホルモン低下，基礎代謝低下，耐糖能低下
精神機能		不安，抑うつ，意欲低下，感情失禁，認知症

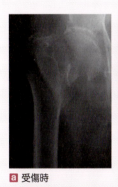
ⓐ 受傷時

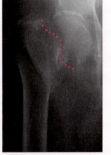
ⓐの骨折線

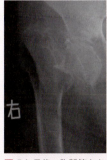
ⓑ 5か月後，偽関節となり転位がある．

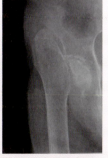
ⓒ 5年後，転子部がさらに頭側に転位している．

図8 Garden stageⅣの頚部骨折に治療が行われず偽関節となった例

受傷前のADLを少しでも高い確率で再獲得すること，があげられます．

頚部骨折に対する手術法はGardenのstageに基づいて選択されます（図9）．stageⅠ，Ⅱに対しては骨癒合が期待できるので，骨接合術が通常行われます．骨接合の内固定材料としては，中空スクリュー，フックピン（Hansson pin），sliding hip screwのいずれかを用います（図10）．中空スクリュー，フックピンによる骨接合術は特に手術侵襲が少なく行うことができます．また非転位型の頚部骨折に骨接合術を行うと，早期に荷重をしても転位を生じる可能性が少ないとされています．骨折部に転位のあるstageⅢ，Ⅳに対しては人工骨頭置換術が行われますが（図11），元の股関節の状態によっては人工股関節置換術が選択されることもあります．人工骨頭には種類が多くあり，また大腿骨側ステムの固定に骨セメントを用いる場合，用いない場合があります．また，股関節を展開する手術アプローチにも前方アプローチ，後方アプローチなどがあり，近年は皮膚切開が小さく筋肉の剥離も少ない最小侵襲手術（MIS：minimally invasive surgery）も行われています．

転子部骨折は頚部骨折と異なり骨癒合が良好ですので，安定型，不安定型に関わらず，

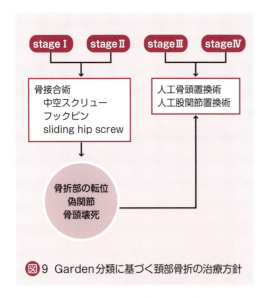

図9 Garden分類に基づく頚部骨折の治療方針

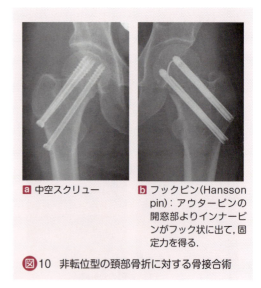

図10 非転位型の頚部骨折に対する骨接合術

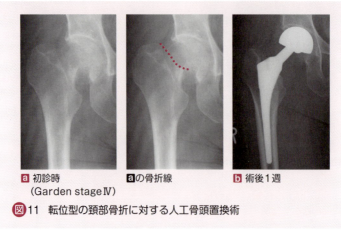

図11 転位型の頚部骨折に対する人工骨頭置換術

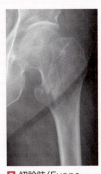 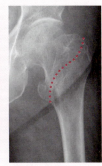 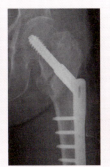 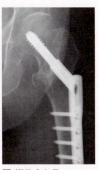

a 初診時（Evans type1- group1）　**a**の骨折線　**b** 術直後　**c** 術後2か月

図12 安定型転子部骨折に対するsliding hip screwによる骨接合術

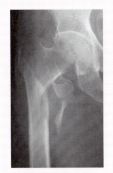 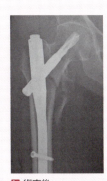 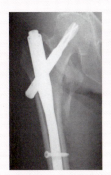

a 初診時（Evans type1- group2）　**b** 術直後　**c** 術後1か月

図13 安定型転子部骨折に対するshort femoral nailによる骨接合術

sliding hip screw と short femoral nail

　sliding hip screwではチューブプレートというプレートが骨折部の遠位に固定され，バレルの中にラグスクリューという大きいスクリューを挿入します．ラグスクリューのねじ山が大腿骨頭を把持することにより，荷重により骨折部には圧迫力が加わります．short femoral nailでは短い髄内釘を大転子先端から挿入し，これに空いている穴にやはりラグスクリューを挿入します．sliding hip screwと同様，荷重により骨折部に圧迫力を加えることが可能です．粉砕骨折にはshort femoral nailのほうが適しているとされています．

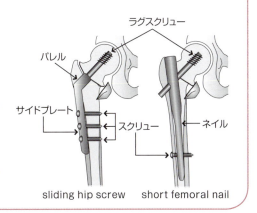

大腿骨近位部骨折

基本的に骨接合術が選択されます．骨接合の内固定材料には，sliding hip screw（図12），short（proximal）femoral nail（γネイル）（図13）（コラム❹），Ender釘などがあります．手術後は早期荷重が可能ですが，Evans分類の不安定型で，内固定の固定力が不良である場合には，荷重により骨折部の転位が予測されるため，荷重を慎重に行います．

前述の長期臥床による廃用症候群を予防する見地から，受傷後早期に手術をすることが勧められています．具体的には遅くとも1週間以内が望ましく，近年は入院後24時間以内に手術を行う施設もあります．また，術前に下肢の牽引を行うかどうかに関しては意見が分かれますが，牽引により褥瘡や脱水などが多く生じるとの報告もあり，やむを得ず手術を長期間待期する場合を除いては牽引を行わないことが多いです．

大腿骨近位部骨折の予防

高齢者の大腿骨近位部骨折は，骨粗鬆症による脆弱な大腿骨に転倒などの外傷が加わって生じますので，その予防は，骨粗鬆症の予防と治療，転倒の予防，転倒時の外力の軽減から成り立ちます．

骨粗鬆症の予防・治療には，運動療法，食事療法，薬物療法があります．スポーツをする人の骨密度はしない人に比べて高いことが知られており，これは高齢者だけでなく若年者にもあてはまります．開眼片脚起立の運動や太極拳が下肢骨の骨密度を改善することも知られています．屋外で運動を行うことにより，紫外線を浴びてビタミンDの活性化も促されます．食事では，たんぱく質，カルシウム，マグネシウム，カリウム，ビタミン類を十分に摂取することが大事です．加工食品やインスタント食品に多く含まれるリンの過剰摂取は，カルシウムの吸収を妨げるので注意が必要です．骨粗鬆症に対する薬物は積極的に開発されており，骨吸収を抑制するビスフォネートや選択的エストロゲン受容体モジュレーター，骨形成を促進する副甲状腺ホルモンなどが用いられています．

運動療法は転倒の予防にも役立つことがわかっています．転倒そのものだけでなく，「転んでしまうのではないか？」という転倒不安も軽減し，高齢者の活動性を維持することで骨折の予防につながると考えられています（コラム❺）．

生活環境の改善も重要です．自宅の段差は，じゅうたんの端のような小さなものでも転倒

コラム ❺ 「転倒不安」とその評価

筋力やバランス能力が低下している状態では，転倒の危険性があり，高齢者は転倒に対する不安感や恐怖感（転倒不安）をもちます．転倒不安は転倒や骨折の経験がある高齢者では，より顕著です．転倒不安があると活動性が低下する傾向があり，このために筋力やバランス能力，さらに骨強度も低下するという悪循環を生じます．転倒不安の評価法はいくつかありますが，TinettiのFalls Efficacy Scaleというものを改変した転倒不安感尺度が広く使われています．これは「家の掃除をする」，「階段を昇り降りする」など10の動作の際に，転倒の不安が「全くない」から「とてもある」までの4段階で評価します．

の引き金になります．生活空間の明るさも適切に保つ必要があります．向精神薬を服用していると，ふらつきやめまいのために転倒することがあり，可能であれば漸減します．一部の向精神薬は骨粗鬆症リスクを上げるとの報告もあります．

転倒時の外力の軽減には，やはり運動が役立ち，適切な「受け身の姿勢」をとることができれば骨折しないですむことになります．大腿骨近位部骨折の予防のために，ヒッププロテクターを使う場合があります．しかし予防効果は限られ，施設入所など骨折リスクの高い高齢者で主に使われています．

文献

1) Orimo H, et al : Hip fracture incidence in Japan : estimates of new patients in 2007 and 20-year trends. Arch Osteoporos 4 : 71-77, 2009.
2) Orimo H, et al : Diagnostic criteria of primary osteoporosis. J Bone Miner Metab 16 : 139-150, 1998.
3) Garden RS : Low-angle fixation in fractures of the femoral neck. J Bone Joint Surg Br 43 : 647-663, 1961.
4) Evans EM : The treatment of trochanteric fractures of the femur. J Bone Joint Surg Br 31 : 190-203, 1949.
5) 菊地臣一総監修：ネッター運動器疾患と解剖アトラス（Thompson JC原著，Elsevier, 2002），南江堂，2010．p190．

（芳賀信彦）

大腿骨近位部骨折と生命予後

　大腿骨近位部骨折とそれに伴う入院・治療は，高齢者にとって肉体的・精神的に大きなストレスになります．また，長期臥床により廃用症候群を発症し合併症のために死亡することもあります．大腿骨近位部骨折後の死亡率は報告により異なりますが，高齢者の10〜30％が1年以内に死亡するとされています．生命予後を不良にする因子としては，男性，高い受傷時年齢，低い受傷前の移動能力，認知症の合併があげられています．頚部骨折では，骨接合術よりも人工骨頭置換術のほうが死亡率が高いとの報告もあります．

山本さんの その後

　山本さんは82歳と高齢でもあったため，入院後に心臓や呼吸機能などの検査を受けたうえで，転倒してから4日目に手術を受けました．診断は大腿骨頸部骨折（Garden分類のstageⅣ）で，手術は人工骨頭置換術でした．全身麻酔は体への負担が大きいため，脊椎麻酔で手術が行われました．手術前に牽引は行われず，看護師が時々優しく体の位置を変えてくれたおかげで，褥瘡を作ることなく手術を迎えることができました．また，深部静脈血栓症予防のために，足に器械をつけて圧迫を加える「間欠的空気圧迫法」も行われていました．理学療法士からも，痛みを感じずに足に力を入れる方法や，足首の運動について伝えられ，また手術後の注意点など指導も受けました．

　手術を受けて3日ほどは痛みがありましたが，それ以降はさほど痛みを感じることもなく過ごすことができました．ただし，手術後の人工骨頭の脱臼については医師と理学療法士から厳しく注意されていましたので，とても心配していました．「後方アプローチ」という方法で手術を受けましたので，股関節の屈曲・内転・内旋で人工骨頭が脱臼すると注意を受けていましたが，足を動かす度に「この姿勢は大丈夫か？」と不安でした．特に手術の翌々日に初めて車椅子に乗るときには，理学療法士についてもらって，股関節が内転・内旋しないように十分注意して乗り移りました．それでも無事に車椅子で病室外まで移動し，トイレにも行くことができました．

　5日目にはリハビリ室で歩く練習を始めました．最初は理学療法士に体を支えてもらって，平行棒を持ちながらのゆっくりした歩行しかできませんでしたが，毎日30分程度のリハビリを続けることで徐々に歩き方が安定し，歩行器を使って歩くことができるようになりました．理学療法士が娘さんを通じて自宅内の段差などを確認したうえで歩行器での自宅退院ができると判断され，3週間の入院を経て自宅に退院することができました．

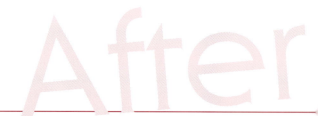

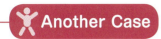**Another Case**

　山本さんは人工骨頭置換術を受けましたが，大腿骨転子部骨折で骨接合術を受けた場合にも，ほぼ同様の経過をたどります．違うのは，人工骨頭では手術後の脱臼に注意が必要なのに対し，骨接合術では脱臼は考えなくてよいのですが，過度の荷重による骨折部の再転位に注意が必要なことです．安定型の転子部骨折では荷重制限を行わずに早期から全荷重も可能ですが，それでも骨粗鬆症の程度が強い場合などには十分な注意が必要です．荷重に関しては，手術を行った医師の意見を尊重しましょう．

脊椎椎体骨折

脊椎椎体骨折とは

　大腿骨近位部骨折とならんで骨粗鬆症患者に多いのが脊椎椎体骨折です．これらは軽微な外力によって生じるため，脆弱性骨折とも呼ばれます．一方で，強い外力が加われば，若年者でも椎体骨折を生じることがあります．胸腰椎移行部（第11胸椎：T11から第2腰椎：L2）には応力が集中しやすいため，椎体骨折が好発します（図1）．

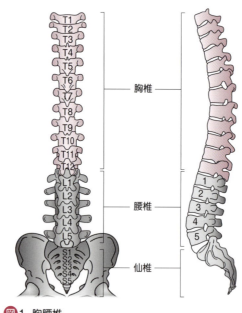

図1　胸腰椎

症状

　骨折部の疼痛が主たる症状ですが，高齢者の脆弱性骨折では，骨折の診断がつかないうちに複数の椎体が骨折していることもあり，脊柱の後弯変形を示します．脆弱性骨折は，圧迫骨折と呼ばれて椎体の前方部分を中心に生じることが多く（図2a），脊柱管に骨が突出して麻痺を生じることは少ないです．一方，若年者の骨折で椎体の後面や椎弓などを含めた骨折を生じた場合には，脊髄損傷を示すことがあります．

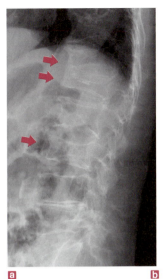
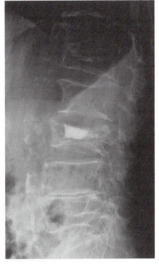

図2 脊椎椎体骨折のX線像（84歳男性）
第12胸椎（T12），第1, 3腰椎（L1, 3）に圧迫骨折を認める（a）．検査の結果，第3腰椎（L3）が今回の骨折であることが判明し，装具治療で疼痛がとれなかったため，2か月後に経皮的椎体形成術が行われた（b）．

治療

疼痛が強い場合には安静臥床としますが，特に高齢者では廃用症候群を予防するために，早期の離床を目指す必要があります．

保存的治療としては，装具療法とギプス固定があります．装具には軟性コルセットのように広い面で支持をするものと，ジュエット型体幹装具（図3）のように3点支持の考え方で脊柱のアライメントを保持するものがあります．

変形の程度が強い場合や麻痺を生じている場合には，手術を行うこともあります．近年は侵襲の少ない手術として，骨折を生じた椎体の中に骨セメントなどを経皮的に注入し，椎体の形態の復元と強度の確保を行う経皮的椎体形成術などが行われていますが，保存的治療でも疼痛が残る場合などが適応となっています（図2b）．

（芳賀信彦）

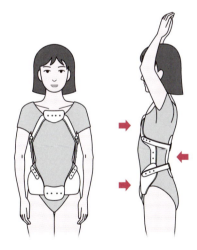

図3 ジュエット型体幹装具
前面の胸骨パッド・恥骨パッドと後面中央のパッド（矢印）による3点固定で胸腰椎が伸展位に保たれる．

02 下腿骨骨折

　25歳の青山亮さん（仮名）は，バイク便の配達アルバイトをしています．普段安全には十分注意してバイクを運転していますが，その日は急に雨が降ってきて，視界も悪くなっていました．右側の車線から急にトラックが車線変更してきたため避けようとしましたが，加速しようとしていた瞬間でもあり，スリップして転倒してしまいました．トラックとの接触は回避できましたが，バイクと絡み合ったままガードレールの支柱に衝突しました．ヘルメットはしたままで，意識もしっかりしていましたが，左足に強い痛みを感じ，立ち上がることができませんでした．

　トラックの運転手が降りてきて声をかけてきました．足が痛くて立ち上がれないことを伝えると，すぐに救急車を要請してくれました．寒さもあり救急車を待つ時間がとても長く感じられましたが，通りがかりの人々が励まし

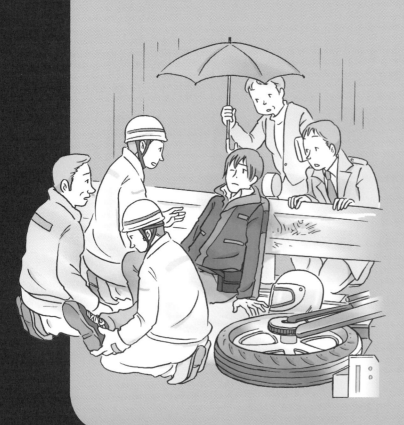

てくれました．救急車が到着すると，救急隊はまず意識や脈拍などを確認しました．そして，履いていたシューズを脱がせ，ジーパンを（許可を得たうえで）はさみで切り，すねに傷があることを確認しました．すぐに傷にガーゼを当てて，左足を板のようなものに固定してくれたため，痛みが多少やわらぎました．ストレッチャーに載せられて乗車した後，救急車はすぐに出発し，20分ほどで病院に到着しました．

下腿骨骨折とは？

どんな人がなりやすいですか

　下腿骨骨折は長管骨骨折全体のなかで，前腕骨骨折に次いで頻度が高く，足関節骨折と合わせると，ほぼ前腕骨骨折の頻度に匹敵します．若年者では男性の発生頻度が高いですが，年齢が高くなると女性の頻度が高くなります（図1）．ここでは下腿骨骨折のうち，脛骨・腓骨の骨幹部骨折（以下，骨幹部骨折）と脛骨顆部骨折（以下，顆部骨折）について解説します．

どんな病態ですか

　下腿骨は脛骨と腓骨から構成され，これらは靱帯と骨間膜で連結されています．下腿は外傷を受けやすく，脛骨骨幹部は軟部組織の被覆が少ないため開放骨折*になりやすいという特徴があります．

　骨幹部骨折は，骨幹部に捻じれや屈曲などの介達外力が加わる場合と，直達外力による場合があります．介達外力による骨折はスキーなど比較的小さい外力により生じ，直達外力による骨折は交通事故などの高エネルギー外傷で生じることが多く，開放骨折の割合も高くなります．この他に，繰り返しの外力による疲労骨折もあります．

　顆部骨折は，転落や交通事故などによる介達外力，すなわち膝関節への垂直方向の突き上げに内反または外反力が加わることにより生じます．

　臨床症状として，患者さんは骨折部に痛みがあり，体重をかけようとしません．外見上，変形や腫脹が明らかなことも多くあります．

どのように診断されますか

　下腿骨骨折の診断は，臨床所見と単純X線により主に行われます．開放骨折では骨折部に一致した皮膚損傷を認め，脂肪滴を含む出血を認めます．転位の少ない顆部骨折では臨

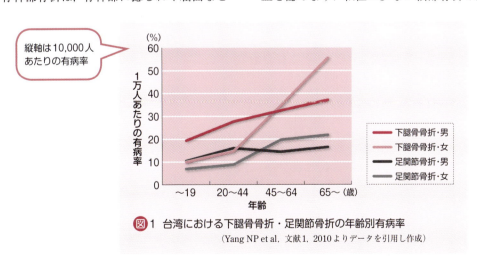

図1 台湾における下腿骨骨折・足関節骨折の年齢別有病率
（Yang NP et al. 文献1, 2010よりデータを引用し作成）

＊皮膚に創があり，骨折部と外界が交通している骨折を開放骨折と呼びます．これに対し，創がない，またはあっても骨折部と交通していないものを閉鎖骨折と呼びます．

床所見に乏しいこともあり注意が必要です．顆部骨折では関節内血腫を伴うことがあります．

画像診断の基本は単純X線で，多くの骨折が診断可能です．顆部骨折では詳細な骨折の評価と手術計画のためにCTを撮影する場合があります．疲労骨折の初期は骨膜反応がみられるだけであり，骨シンチグラムやMRIが診断に有用です．

骨幹部骨折の分類は，一般的な管状骨骨折の分類に基づいて行われます．すなわち，開放創の有無による閉鎖骨折と開放骨折の分類，骨折線の方向による分類（コラム❶）などです．

顆部骨折の分類の代表は，Hohl修正分類（図2）です．これは骨折型に靱帯損傷を考慮

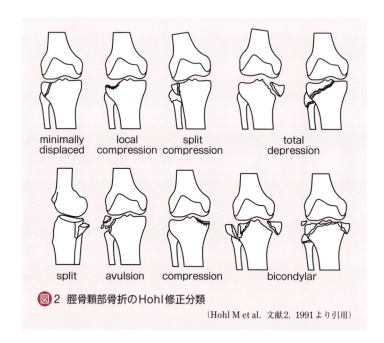

図2 脛骨顆部骨折のHohl修正分類

(Hohl M et al, 文献2, 1991より引用)

 骨折線の方向による分類

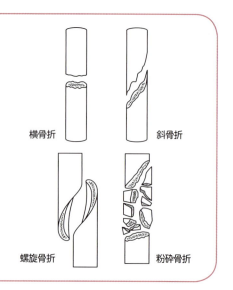

骨折線の方向により管状骨骨折は図のように分類され，加わった外力を予測することが可能です．骨に曲げ応力が加わると横骨折または斜骨折を生じ，捻じれの力が加わると螺旋骨折になります．粉砕骨折は強い外力，特に直達外力が働いた場合に生じます．この分類は，骨折の治療とも関係します．横骨折は長軸方向の圧迫に対して安定しています．斜骨折や螺旋骨折は不安定ですが，治療により安定性が得られれば骨折部の接触面積が大きいため骨癒合に有利です．粉砕骨折は強い直達外力のため周囲の骨膜や筋肉が損傷を受けていることが多く，骨癒合が悪い傾向があります．

したもので，local compressionの頻度が最も高く，次いでminimally displaced（転位や陥凹が4mm未満），split compressionが多いと報告されています．顆部骨折の分類にはこの他に，AO分類，Schatzker分類などが用いられます．

 どんな治療が行われますか

骨幹部骨折の治療は，閉鎖骨折か開放骨折かの分類，骨折型，転位の大きさなどにより決められます．

①保存的治療

保存的治療は，①脛骨または腓骨の単独骨折（これらでは当然転位が少ない），②転位が少ないか徒手整復により安定性のある良好な整復位が得られる脛骨・腓骨の両骨骨折が適応になります．閉鎖骨折が中心ですが，開放骨折でも多発外傷でない場合には保存的治療を行うことがあります．

保存的治療としては，まず膝関節軽度屈曲位で長下肢ギプス固定とし，2～4週後に骨折部の転位がないこと，仮骨形成が始まっていることを確認して膝蓋腱支持（PTB：patellar tendon bearing）ギプス固定に変更すること

が多くあります．PTBギプスはSarmientoにより1960年代に報告されたもので，膝蓋腱で体重を部分的に支持することにより，早期より荷重が可能になるため，現在も広く用いられています（図3）．

②手術的治療

手術的治療には，プレート固定，髄内釘固定，創外固定があります．プレート固定は従来広く用いられていましたが，骨折部を広く展開する必要があるため骨膜を含む周囲の軟部組織からの血流が阻害され骨癒合が遅れる，特に粉砕骨折では固定力が乏しい，という欠点がありました．そこで近年は脛骨近位または遠位部の骨折に行うことが多く，またロッキングプレートと呼ばれるスクリューとプレートの間に遊びのないプレートを用いるようになっています（図4，コラム❷）．場合により骨折部を展開せず，その近位と遠位のみを展開してプレート・スクリューを挿入するなどの低侵襲手術（MIPO：minimally invasive plate osteosynthesis）を行います．

髄内釘固定は，文字通り骨髄腔に金属性のロッドを挿入して骨折部を固定するもので，脛骨では近位部から挿入します．回旋に対する安定性が不十分であること，特に粉砕骨折

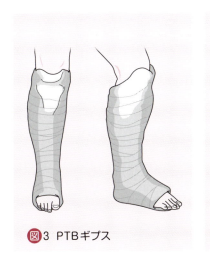

図3　PTBギプス

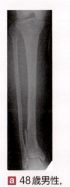 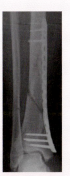 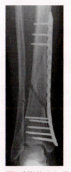 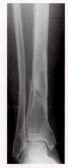

ⓐ 48歳男性，スキーで受傷．
ⓑ 手術直後，ロッキングプレートを用いた内固定術．
ⓒ 手術後3か月．
ⓓ 手術後2年，骨癒合が完成している．

図4　下腿骨遠位部の骨折に対するプレート固定

では骨折部で短縮する可能性が高いことから，従来は骨幹部の横骨折に適応が限定されていました．しかし，骨折部の近位と遠位に横止めスクリューを刺入する横止め髄内釘により，多くの骨幹部骨折が髄内釘固定の適応になっています（図5）．

創外固定は，骨折部の近位と遠位にスクリュー（ハーフピン）または貫通ワイヤーを刺入し，これらを体外で創外固定器により連結する方法です．創外固定器には，スクリューのみを用いることのできる片持ち式と，スクリューやワイヤーをリングで固定してこれを連結するリング式（イリザロフ創外固定器など）があり，これらを組み合わせる場合もあ

ります．創外固定では骨折部を直接異物で固定しないため，感染のリスクが高い開放骨折に適応があり，また粉砕の程度が強くプレート固定や髄内釘が困難な症例にも用いられます（図6）．開放骨折（コラム❸）で感染のリスクが高い場合は，急性期には創外固定を行い，感染の徴候が消失してからプレートなどの内固定に変更することがあります（図7）．また重度の多発外傷でも同様に創外固定を行い，全身状態が落ち着いてから内固定に変更することがあります（コラム❹）．

顆部骨折は関節内骨折であり，関節面の不整，靱帯損傷による不安定性が変形性膝関節症の原因となりうるため，正確な整復が必要

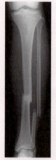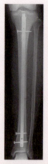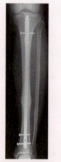

ⓐ 24歳男性，骨幹部の横骨折．
ⓑ 手術直後，近位と遠位に横止めスクリューが入っている．
ⓒ 手術後1年．

 図5　骨幹部骨折に対する髄内釘固定

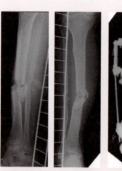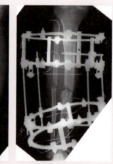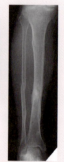

ⓐ 41歳男性，交通事故で受傷した開放骨折．
ⓑ イリザロフ創外固定器による手術．
ⓒ 手術後1年半で骨癒合が完成している．

図6　開放骨折に対する創外固定

コラム❷　ロッキングプレート

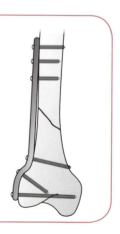

骨折の内固定に用いる従来のプレートは，プレートとそれを骨に固定するスクリューの間に"遊び"があり，スクリューでプレートを骨に押し付ける摩擦力で固定性を得ていたため，骨癒合に重要な骨膜の血流を阻害していました．これに対してロッキングプレートでは，プレートのスクリュー孔に，ロッキングスクリューのためのねじ切りがあり（スクリューヘッドにねじ切りがある），プレートとスクリューが一体化して骨折部を固定することができます．このため，プレートが骨に接する必要がなく，骨膜からの血流が温存されます．また，条件によりスクリューがプレートと反対側の骨皮質を貫く必要もありません．

です．転位や関節面の陥凹がわずかな症例では，保存的治療として3〜4週間程度のギプス固定を行いますが，荷重の制限はしっかりと行う必要があります．転位や関節面の陥凹が大きい場合には手術を行います．手術に際しては関節面の整復が重要で，これにより骨欠損が生じた場合には骨移植を行います（図8）．

小児の下腿骨骨折

これまでの記載は主に成人の骨折に関してですが，小児の骨折には特徴があり，成人と異なった考え方を必要とすることがあります．この特徴は下腿骨骨折に限ったものではありませんが，ここで記載しておきます．

小児の骨は成長段階にあり，管状骨には成長軟骨帯（骨端線）が存在します．特徴の一つめは，成長に伴うリモデリングです．骨折が正確に整復できずに変形して骨癒合したとしても，成長に伴い変形が数年かけて徐々に修正されてきます．したがって，小児骨折の治療では骨折の部位や転位の方向によっては，無理に正確な整復位を得ずに変形を許容する

コラム 3 開放骨折のGustilo分類と初期治療

I型	1cm以下の開放創で，骨折端の穿通による創部が比較的きれいである．軟部組織の損傷は軽度で挫滅はない．骨折は通常単純な横骨折または短斜骨折で，粉砕がほとんどない．
II型	開放創が1cmを超えるが，広範囲の軟部組織損傷や，フラップ状や引き抜かれた軟部組織損傷を伴わない．軽度から中等度の挫滅，骨折部の中等度の粉砕，中等度の創汚染を伴う．
III型	筋肉，皮膚，神経血管を含む広範囲な軟部組織損傷と高度の汚染を伴う．骨折はしばしば高速外傷により生じ，高度の粉砕と不安定性を伴う．
A	広範囲の軟部組織の裂傷やフラップ状の創，高エネルギー外傷にもかかわらず，軟部組織にて骨折部の被覆が可能である．
B	広範囲の軟部組織の損傷や消失に，高エネルギー外傷により骨膜の剥脱と骨の露出，高度の創汚染，高度の粉砕を伴う．軟部組織にて創を閉鎖することはできない．
C	軟部組織損傷の程度にかかわらず，修復を必要とする動脈損傷を伴う．

（Gustilo et al, 文献3, 1990より引用改変）

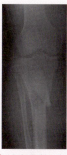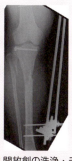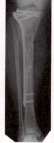

a 42歳男性，交通事故で受傷した脛骨近位関節面から骨幹部に及ぶ開放粉砕骨折．
b 開放創の洗浄・デブリドマン後，膝関節面のみ整復しスクリュー固定を行い，創外固定器による一時的な固定を行った．
c 感染の徴候がないことを確認し，2週後にプレート固定へ変更した．

図7 開放骨折における創外固定からプレート固定への変更

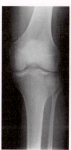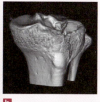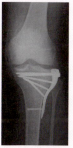

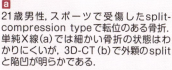
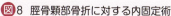

a 21歳男性，スポーツで受傷したsplit-compression typeで転位のある骨折．単純X線(a)では細かい骨折の状態はわかりにくいが，3D-CT(b)で外顆のsplitと陥凹が明らかである．
c ロッキングプレートを用いた内固定術後．

図8 脛骨顆部骨折に対する内固定術

場合があります(図9).もう一つの特徴は,成長軟骨帯が力学的に弱いため,これを含んだ骨折の発生が多いことです.成長軟骨帯を含む骨折(骨端線損傷あるいは骨端線離開)では転位が残存すると成長障害や成長に伴う変形を生じることがあり,この場合は正確な整復と固定が必要になります(図10).

さらに小児には,成人に比べ骨癒合が早いという特徴もあります.このため保存的治療,あるいは比較的簡単な内固定による手術が成人に比べ多くなります(図9).

文献

1) Yang NP, et al : Estimated prevalence of orthopaedic fractures in Taiwan? A cross-sectional study based on nationwide insurance data. Injury 41 : 1266-1272, 2010.
2) Hohl M, et al : Fractures of the knee. Rockwood CA Jr, et al (eds), Fractures in Adults, 3rd ed, Lippincott, Philadelphia, 1991, pp1725-1777.
3) Gustilo RB, et al : The management of open fractures. J Bone Joint Surg Am 72-A : 299-304, 1990.

(芳賀信彦)

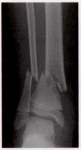
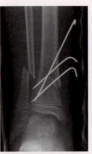
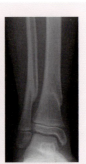

a 8歳女児,交通事故による開放骨折.
b 開放創の洗浄・デブリドマン後,徒手整復して経皮的にワイヤー固定とした.外反変形が若干残っている.
c 手術後8か月.骨癒合は完成し,外反変形はわずかにリモデリングされている.

図9 小児の下腿骨遠位部骨折の治療

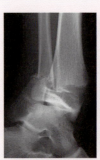
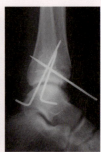

a 14歳男児,サッカーで受傷した.脛骨遠位の骨端線離開と腓骨遠位の骨折.脛骨成長軟骨帯の前方が開いている.
b 全身麻酔下に徒手整復し,ワイヤーで固定した.

図10 小児の脛骨遠位骨端線離開

多発外傷における骨折治療

　骨折は早期に固定しないと出血量,脂肪塞栓と呼ばれる合併症や感染(特に開放骨折),床上安静による合併症などのリスクが増加します.そこで,多発外傷における骨折治療には2つの考え方があります.

　1つはearly total careと呼ばれるもので,早期に他部位の損傷とともに骨折に対して内固定術を行ってしまう,というものです.

　これに対して,手術そのものの侵襲が合併症のリスクを増大させるとして,重度頭部外傷や肺挫傷などを伴う重症多発外傷では,急性期には創外固定法を行い,全身状態の改善を待って内固定術などを行うdamage control orthopedicsが推奨されるようになっています.

青山さんの その後

　病院に到着すると，すぐに大きな部屋に運ばれベッドに移されました．何人かの医師が全身を診察し，すぐに採血と点滴の注射がされました．その後レントゲンの部屋で，足だけでなく胸やお腹もレントゲンを撮りました．

　レントゲンから帰りしばらくすると医師から説明がありました．足以外に大きなけがはない，足は下腿骨の開放骨折という状態で手術を必要とする，手術室で麻酔をかけてから傷をきれいに洗うが，骨折をどのように固定するかは傷の状況で判断する，とのことでした．レントゲン写真も見せてくれて，すぐに骨折とわかるような状態でしたので，「お願いします」と伝えました．

　それから数十分して手術室に入りました．麻酔は下半身だけの痛みをとる脊椎麻酔でしたが，点滴から入ってくる薬のせいで何となく頭がぼんやりしてきて，眠ってしまいました．「青山さん」と声をかけられ，手術が終わったことが告げられ，手術室から出ると家族が駆け付けてくれていました．病室に入ると，整形外科の先生が治療の説明をしてくれました．すねの傷は4cm程度ありましたが，ジーパンを履いていたためかそれほど汚い印象はなく，何度もきれいに洗ってから縫い，骨折部は髄内釘と呼ばれる金属で固定したとのことでした．ただし感染症には注意が必要で，数日間は点滴から抗生物質を注射すると言われました．

　翌日にはすっかり目が覚め，ベッドの上に座って食事をしました．午前中にリハビリの医師が来て，診察をした後にリハビリの進め方を説明してくれました．「次の日から立つ練習を始めるが，それまでもベッドの上で足を動かすことは構わないこと，特に足首は積極的に動かしておくように」とのことでした．

　次の日は車椅子に乗ってリハビリ室へ行き，理学療法が開始になりました．まずは広いベッドのような台に座って，膝と足首を動かす練習をしました．続いて左足をちょっとだけ床につけて平行棒という棒を握って立ってみます．これは意外に楽にできました．そこで理学療法士から「歩いてみましょう」と言われ，平行棒の中を，左足を強くつかないように注意しながらゆっくりと歩いてみました．時々座りながら何度か繰り返し，スピードが大分速くな

02 ── 下腿骨骨折

ってきたところで，この日のリハビリは終わりました．
　その後，松葉杖で平地を歩く練習が開始となり，さらに左足に体重をかけていきました．1週間ほどで病棟でも松葉杖を使えるようになり，エレベーターを使って売店まで買い物に行くこともできました．しかし，家には階段もありますので階段を昇り降りする練習を行い，自宅に帰れる自信がつきました．
　熱も順調に下がってきていましたし，時々採血を行って感染症の心配はない，とのことで，事故にあってから2週間ほどで退院することができました．退院後は外来に通って，徐々に左足にかける体重を増やしていき，3か月後には体重を普通にかけてゆっくりと杖なしで歩けるようになりました．

橈骨遠位端骨折

橈骨遠位端骨折とは

橈骨遠位端骨折は，上腕骨近位部骨折とならんで骨粗鬆症患者に多い上肢の骨折です．転倒時に手をついて受傷することが多く，小児を含む若年者でも生じます．

症状

手関節の疼痛，腫脹，変形を生じ，手関節の自動運動が制限されます．転位の大きい骨折では，正中神経などの麻痺を生じることがあります．

分類

橈骨遠位端骨折には，AO分類をはじめ様々な分類法があります．古典的で有名な呼称には，転倒して手掌をついた際に生じ，骨折線が掌側から斜め背側近位に向かい，遠位骨片が背側に転位するコリーズ（Colles）骨折（図1a，b），逆に転倒して手背をついて生じ，骨折線もコリーズ骨折と逆になるスミス（Smith）骨折，骨折線が橈骨遠位の関節面に達するバートン（Barton）骨折があります．

治療

転位がほとんどない骨折や，徒手整復により良好な整復位が得られ，それが安定している場合にはギプス固定による保存的治療が選択されます．骨折の転位を徒手的に整復できない場合や整復位が不安定な場合には，手術を行います．手術法にはいろいろありますが，最近は掌側からロッキングプレートと呼ばれるプレートとスクリューで固定する方法が広く行われています（図1c，d）．

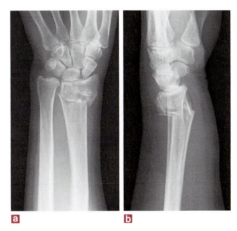
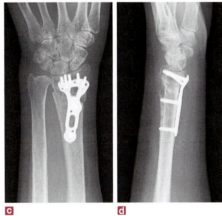

図1 橈骨遠位端骨折のX線像（73歳女性）
転倒して受傷，遠位骨片が背側に転位するコリーズ骨折（a，b）に対し，掌側プレート固定による手術が行われた（c，d）．

（芳賀信彦）

03 足関節の外傷

　46歳の小島正樹さん（仮名）は会社員です．ある朝，地下鉄のホームに降りる階段はいつものように混雑していました．小島さんは通勤のため電車に乗り，降りた駅で地下鉄に乗り換えるところでした．あと数段で階段を降り終わるという時，後ろから追い抜いて行く人に押されるような形になり，転びながら階段から落ちてしまいました．右足にグキッという鈍い感触を覚え，足をくじいた，と思いました．

　周りの人が心配して立ち止まって声をかけてくれましたが，痛くてすぐには立ち上がれません．座ったままじっとしていると，すぐに駅員が来てくれました．靴と靴下を脱ぐと，右の足首が腫れています．駅員は救急車を呼びましょうかと言っています．大げさかと思いましたが，病院まで歩いて行くのは無理と思いましたし，連れて行ってくれる友人もそばにいなかったため，やむなく救急車を呼んでもらうことにしました．

　やがて救急隊が到着し，膝から下を当て木のようなもので固定してくれました．救急車はすぐに出発し，30分ほどでどこかの病院に到着しました．

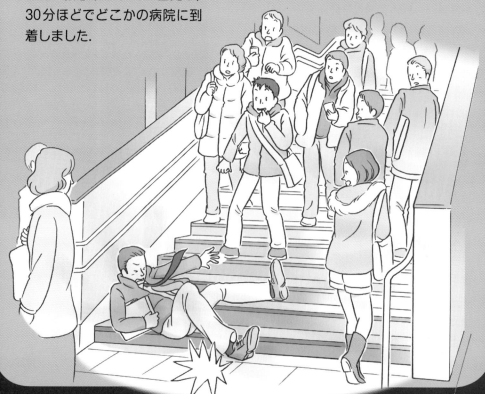

足関節の外傷とは？

どんな人がなりやすいですか

　足関節は外傷を受けやすく，その程度により捻挫から骨折，脱臼骨折まで多様な形態をとります．

　足関節靱帯損傷（捻挫）の頻度は非常に高いですが，足関節骨折の頻度は下腿骨骨折の約半分です．下腿骨骨折と同様，足関節骨折は若年者では男性の発生頻度が高く，年齢が高くなると女性の頻度が高くなります（➡17頁，図1参照）．ここでは，足関節の外傷全般について解説します．

どんな病態ですか

（1）原因と足関節の解剖

　足関節の外傷について理解するには，足関節の解剖をよく理解する必要があります．足関節は脛骨，腓骨，距骨から構成され（図1），これらは靱帯と骨間膜で連結されています．脛骨と腓骨により形成される距腿関節窩に距骨滑車が収まり，足関節は背屈・底屈しますが，距骨滑車は前方の幅が後方よりも広いため，足関節背屈位では制動されて安定していますが，底屈位では不安定になります（図2）．また，足関節外果（外くるぶし）は内果（内くるぶし）よりも後方に位置し（図3），距腿関節窩は15〜20°外側を向いています．

　脛骨，腓骨，距骨を連結する靱帯は，大きく外側側副靱帯，内側側副靱帯，遠位脛腓靱帯に分かれます（図3）．

　外側側副靱帯は前方より前距腓靱帯，踵腓靱帯，後距腓靱帯の3つからなり，それぞれが足関節の内旋，内がえし，外旋などを制動しています．

　内側側副靱帯は三角靱帯と呼ばれ，前方から前脛距部，脛舟部，脛踵部，後脛距部から

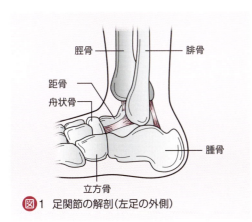

図1　足関節の解剖（左足の外側）

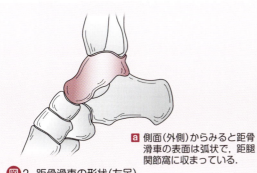

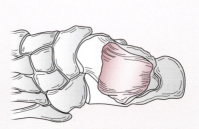

図2　距骨滑車の形状（左足）

ⓐ 側面（外側）からみると距骨滑車の表面は弧状で，距腿関節窩に収まっている．

ⓑ 距骨滑車は前方の幅が後方よりも広いため，足関節背屈位では安定するが，底屈位では不安定になる．

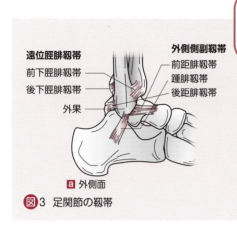
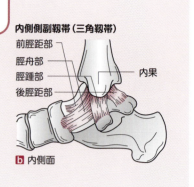

外側側副靱帯，内側側副靱帯，遠位脛腓靱帯とそれぞれの要素を示す

図3 足関節の靱帯

なりますが，三角靱帯の解剖に関する記述は一定しておらず，三角靱帯浅層と深層に分けることもあります．

遠位脛腓靱帯は前下脛腓靱帯，後下脛腓靱帯からなります．足に過度の内がえし，外がえし，背屈，底屈などの外力が加わると，これらの靱帯に損傷を生じるか，靱帯の付着部やその周囲を中心に骨折を生じます．

(2)臨床症状

臨床症状は，損傷の程度により異なります．
①**足関節靱帯損傷**：痛みは比較的軽く，歩行が可能です．損傷された靱帯に圧痛を認め，損傷の程度に応じて腫脹，皮下出血を認めます．
②**足関節骨折**：疼痛，腫脹ともに強く，歩行できないことが多くなります．さらに脱臼骨折では変形が外見上明らかで，血流障害や神経障害を伴うことがあります．

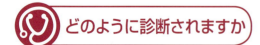

足関節の外傷の診断は，臨床所見と画像検査によります．臨床所見では，腫脹，圧痛の部位，関節の不安定性が損傷部位と損傷の程度を知るために重要です．

画像検査の基本は単純X線ですが，細かい骨折の状態をCTで評価し治療計画にいかすこともあります．また，靱帯損傷ではMRIで損傷を明らかにすることができます．また靱帯損傷では靱帯の安定性を評価するため，ストレスX線撮影を行うことがあります．
①**足関節靱帯損傷**：外側（側副）靱帯損傷の頻度が最も高く，なかでも前距腓靱帯はもっとも損傷を受けやすく，これが断裂すると足関節の前方不安定性が生じます．踵腓靱帯も断裂すると，足関節の内反不安定性が生じます．内側側副靱帯や遠位脛腓靱帯の損傷は，足関節骨折に合併して生じることが多くみられます．
②**足関節骨折**：分類法は多いのですが，代表的なのはLauge-Hansen分類（コラム❶）とAO分類*です．Lauge-Hansen分類は受傷肢位と外力の加わる方向による分類ですが，ややわかりにくいので，ここではAO分類を記載します（図4）．AO分類は腓骨骨折の高位によりtypeA（腓骨骨折が脛腓靱帯結合部より遠位），typeB（脛腓靱帯結合部），typeC（脛腓靱帯結合部より近位）に大きく分け，それ

---

*ここで示すLauge-Hansen分類やAO分類は，正確には「果部骨折」，すなわち内果，外果，後果の骨折です．足関節骨折には果部骨折以外にも，脛骨天蓋骨折（パイロン骨折）や小児の骨端線損傷があります．

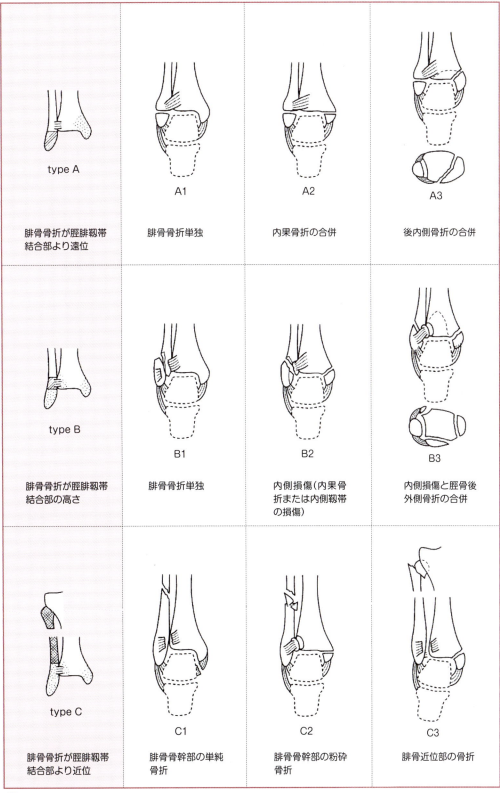

図4 足関節骨折のAO分類

ぞれを3つに分類しています．typeAはLauge-Hansen分類の回外−内転型，typeBは回外−外旋型，typeCは回内−外旋型と回内−外転型に相当するとされています．これらの分類は受傷機転を反映しているため，それを逆にたどることで整後操作がしやすくなります．また，X線では判断できない靱帯損傷の存在を予想することも可能になります．また足関節骨折では人名のついたものがいくつかあります．両果(内果と外果両者の骨折)はPott骨折，さらに後果(脛骨関節面の後縁)も骨折した三果骨折はCotton骨折，遠位脛腓靱帯付着部の剥離骨折はTillaux骨折と呼ばれます．

 どんな治療が行われますか

足関節の外傷における初期治療の基本は，RICE(安静，冷却，圧迫，挙上)(コラム❷)です．これは新鮮外傷に対する一般的な対応

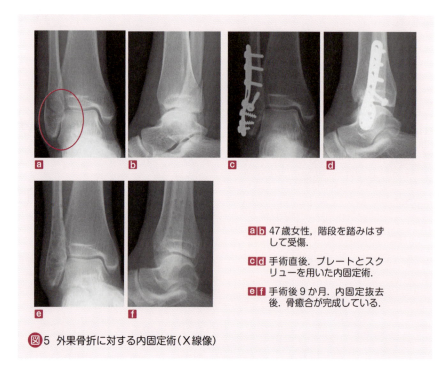

a b 47歳女性，階段を踏みはずして受傷．
c d 手術直後．プレートとスクリューを用いた内固定術．
e f 手術後9か月．内固定抜去後．骨癒合が完成している．

図5 外果骨折に対する内固定術(X線像)

 Lauge-Hansen分類とは

　50年以上前に発表された足関節骨折の古典的な分類法です．受傷時の肢位と外力の方向により，回外−外旋骨折，回外−内転骨折，回内−外旋骨折，回内−外転骨折，回内−背屈骨折の5型に分類します．それぞれのなかで損傷が段階的に進むとされ，例えば回外−外旋骨折では，①前脛腓靱帯断裂，②外果斜骨折，③後脛腓靱帯断裂または後果骨折，④三角靱帯断裂または内果骨折，という順序で損傷が進むとされます．しかし，この分類の受傷機序は必ずしも正しくないとの報告もあり，比較的わかりやすいAO分類が使われることが多くなってきています．

ですが，足関節の外傷でも重要です．

①足関節靱帯損傷：初期治療後の足関節靱帯損傷の治療法は，損傷の程度により異なります．圧痛や腫脹が軽度で不安定性を認めない場合は，圧迫包帯，テーピングなどにとどめます．不安定性があり靱帯断裂と考える場合は，1か月前後の膝下ギプス固定をするか，靱帯縫合手術を行います．靱帯損傷後に疼痛や不安定性が残存した場合には，陳旧性損傷として靱帯の縫縮術や再建手術の適応になります．

②足関節骨折：距腿関節窩の転位がほとんど

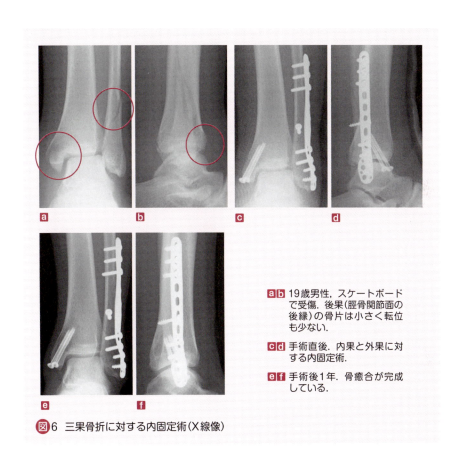

a b 19歳男性，スケートボードで受傷．後果(脛骨関節面の後縁)の骨片は小さく転位も少ない．

c d 手術直後．内果と外果に対する内固定術．

e f 手術後1年．骨癒合が完成している．

図6 三果骨折に対する内固定術(X線像)

コラム 2　RICEとは

四肢の急性外傷に対する基本的な応急処置はRICEと呼ばれ，受傷部位に対してRest (安静)，Icing (冷却)，Compression (圧迫)，Elevation (挙上)を行います．安静はシーネ固定等の外固定により行い，足関節外傷では下腿から足尖部までを固定します．冷却や圧迫は，過度に行うと局所の皮膚障害や末梢への血流障害を生じることがあるので，程度に注意する必要があります．挙上は心臓より高くすることが基本です．RICEをしっかり行うことで，患者さんの疼痛軽減，腫脹の予防による治癒の促進が得られます．

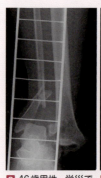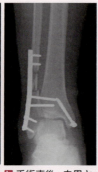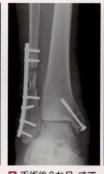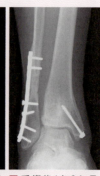

a 46歳男性，労災で受傷．
b 手術直後．内果と外果に対する内固定術に加えて，脛骨・腓骨間のスクリュー固定が行われている．
c 手術後3か月．すでに脛骨・腓骨間のスクリューは抜去されている．
d 手術後1年8か月で骨癒合が完成している．

図7 開放性脱臼骨折に対する治療（X線像）

ない場合には，膝下ギプスによる保存的治療が選択されます．転位がある場合には，距腿関節窩が解剖学的に整復されるように内固定術が選択されます（図5, 6）．AO分類のtypeB, typeCの骨折では骨折の整復後も遠位脛腓間の不安定性が残存する場合があり，その場合は脛骨・腓骨間のスクリュー固定を追加します（図7）．内固定に用いたスクリューやプレートは，通常骨が完全に癒合する1〜1年半後に抜く手術を行います．しかし脛骨・腓骨間のスクリューは，足に荷重をかけたり動かすことで破損することがあり，手術後2か月位で抜いておく必要があります．

文 献

1) 友山　眞：足関節および足部の骨折と脱臼．整形外科クルズス（中村耕三監），第4版，南江堂，2003, pp228-237.

（芳賀信彦）

小島さんの その後

　病院に到着すると，救急の待合室のようなところで看護師さんから話を聞かれました．やがて若い医師が現れ足を診察してくれましたが，先ほどより足の腫れが強くなっているようでした．そこで，レントゲンを撮りに行くことになりました．

　レントゲンから帰りしばらくすると，医師から説明がありました．内くるぶしと外くるぶしが両方骨折していて手術が必要だが，いったん入院してもらって数日後に手術をするということでした．

　入院すると，あらためて脛の後ろから足の裏にかけて当て木が当てられ，それを包帯で巻いて固定され，台のようなものの上に足を乗せられました．足首には包帯の上から氷のようなものを載せられ，冷やしています．これらは腫れを防ぐ目的で行っているとのことでした．また，手術に向けて血液検査なども行いました．午後にはCT検査があり，主治医の先生から説明がありました．CTでは内くるぶし，外くるぶし以外に骨折が見当たらないこと，手術は翌日に行い，両方のくるぶしを金属のねじなどで固定する予定であること，手術後は歩く練習を始めるが，右足にかける体重は骨のつき具合を見ながら決めていくこと，などでした．

　翌日の午後に手術が行われました．麻酔は下半身だけの痛みをとる脊椎麻酔でしたので，手術中ずっと意識はありました．1時間半ほどで手術が終わり，病室に戻りました．整形外科の先生の説明では，手術は予定通り行われ，骨折した部分もしっかり固定されたとのことです．夕方にはリハビリの医師が来て，診察をした後にリハビリの進め方を説明してくれました．次の日から立つ練習を始めるが，それまでもベッドの上で自分で足を動かすことは構わないこと，特に足首は積極的に動かしておくように，とのことでした．

　次の日は，車椅子に乗ってリハビリ室に行き，理学療法が開始になりました．理学療法士はまず平行棒という棒を握って立ってみるように言いました．右足を少しついてよいとのことでしたが，意外と痛みはほとんどありませんでした．さらに理学療法士から，「歩いてみましょう」と言われ，平行棒の中を何往復か歩いてみました．調子がでてきたところで，松葉杖の練習も少し

して，この日のリハビリは終わりました．リハビリが終わると，足が腫れぼったい感じがしましたので，病室ではやはりベットの上で足を上げて，氷で冷やしていました．翌日からは松葉杖による歩行の練習を進めて，階段の昇り降りもできるようになりました．家で過ごす自信もついてきたので，結局手術後5日で退院になりました．

　退院後は外来に通って徐々に右足にかける体重を増やしていき，2か月半後には体重を普通にかけて杖なしで歩けるようになりました．

MEMO

04 膝前十字靱帯損傷

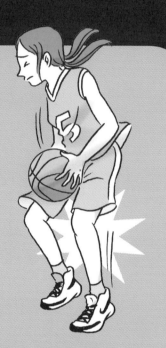

　高橋由紀さん（仮名）は高校2年生です．もともとスポーツが大好きで，中学からずっと部活でバスケットボールをしていましたが，冬の練習試合の最中に左膝を痛めてしまいました．リバウンドに飛んで着地する際に左膝をひねったような感覚があり，そのまますぐにプレーに戻ることができませんでした．その日はアイシングをして，痛みが少し和らいだため，どうにか歩いて帰ることができましたが，翌日には痛みが強くなり膝も腫れてきたため，整形外科を受診しました．
　診察を受けレントゲンを撮ったところ，骨に異常はありませんでした．しかし膝の腫れは関節の中に原因がある可能性が高いとのことで，膝に注射針を刺すと注射器2本分の血液が抜けました．医師は靱帯が切れている可能性が高く，半月板も痛んでいるかもしれないということで，MRIを撮影することを勧め，予約をとってくれました．
　膝の腫れがすこし収まったためか，帰りには少し痛みが楽になってきました．5日後にMRIを撮影し，再び整形外科医の診察を受けました．MRIでは前十字靱帯が真ん中あたりで切れている所見がありましたが，半月板は大丈夫のようでした．関節の中にはまだ血液が溜まっているようでした．医師からは，切れた靱帯がギプス治療などでつながることはないとの説明があり，すぐに手術を受ける方法と，装具やリハビリテーションなどで様子をみる方法があるので考えるようにと言われました．

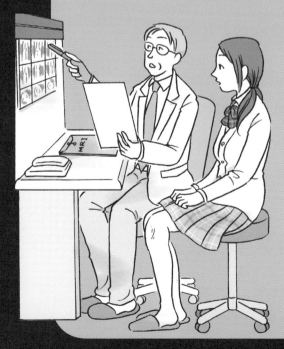

膝前十字靱帯損傷とは？

どんな人がなりやすいですか

人口が日本の約3倍である米国では，年間8万から10万の前十字靱帯損傷に対する手術が行われています．前十字靱帯損傷は女性に多い外傷で，男女比は1：2〜9と報告されています．多くはスポーツ中に起こり，なかでもバスケットボール，バレーボール，サッカー，スキーなどによることが多いです．年齢としては10歳代後半から30歳代の，スポーツ活動の盛んな年代が中心です（コラム❶）．

どんな病態ですか

前十字靱帯損傷のほとんどは非接触損傷（noncontact injury），すなわちジャンプからの着地，急な方向転換，ストップなどに伴って発生します．一方，柔道などでの受傷は接触損傷（contact injury）になります．

正常の前十字靱帯は，大腿骨の顆間窩外側面（大腿骨外顆の内側面）から脛骨の顆間隆起に走行していますので（図1），脛骨が大腿骨に対して前方に移動したり内旋する際に緊張

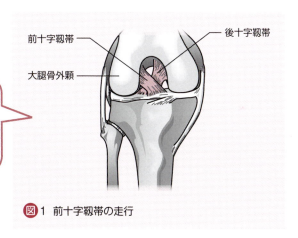

右膝を屈曲して正面から見たところ．前十字靱帯は大腿骨の顆間窩外側面（大腿骨外顆の内側面）から脛骨の顆間隆起に走行している

図1 前十字靱帯の走行

スポーツ外傷とスポーツ障害

スポーツ障害はスポーツ活動に伴って生じるけがや障害の総称です．スポーツ活動中のけがを一般に急性スポーツ外傷と呼び，前十字靱帯損傷はこれに含まれます．四肢だけではなく，頭部外傷や胸腹部外傷，脊柱外傷を生じることもあります．これに対して，同じ運動を繰り返すことにより慢性的に生じる障害を使いすぎ症候群（overuse syndrome）と呼びます．ジャンパー膝と呼ばれる，バレーボールなどジャンプを繰り返す競技の選手に生じる膝蓋骨周囲の痛みなどは，使いすぎ症候群に含まれます．快適にスポーツ活動を継続するためには，急性スポーツ外傷も使いすぎ症候群も，予防が重要です．

します．実際には，前十字靱帯は大腿骨起始部の後上部から脛骨付着部の前内側部にいたる前内側線維束（anteromedial bundle）と，大腿骨起始部の前下部から脛骨付着部の後外側部にいたる後外側線維束（posterolateral bundle）に分かれ，屈曲位では前内側線維束が，伸展位では後外側線維束が緊張するという複雑な構造をしています（図2）．

大腿骨と脛骨の間に急な「ずれ」が生じると，その肢位により前十字靱帯に牽引力が働き，断裂します．断裂の際に，"pop"と呼ばれる異常音を感じるとともに，膝がずれたような感触を感じることもあります．多くの場合，靱帯の中央部近く（実質部）で断裂しますが，特に若年者では脛骨の顆間隆起における剥離骨折の形をとることもあります．受傷時の肢位は，膝軽度屈曲，外反，内旋または外旋の組み合せが多いとされていますが，それ以外の肢位でも生じます．受傷時に膝にかかる外力によっては，前十字靱帯のほかに，後十字靱帯，内側側副靱帯，半月板などの損傷を合併します．

前十字靱帯が断裂すると痛みを生じ，断裂部から関節部に出血するために徐々に血腫により膝関節が腫脹し，さらに痛みが強くなるとともに関節の動きが制限されます．関節内血腫はやがて吸収され，1か月程度で痛みや関節可動域制限が軽減しますが，関節の不安定性が残存します．関節不安定性による症状の主なものは，膝くずれ（giving way）です．これは運動時などに無意識に膝を回旋した際に，体を支えることができずにカクッと膝が曲がってしまい転倒しそうになる症状です．膝くずれには靱帯による制動が不十分になることにより生じるのみならず，靱帯断裂により「関節覚」が低下することが関係していると考えられています（コラム❷）．膝くずれを繰り返すと，半月板や関節軟骨に徐々に変性

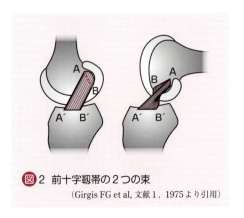

屈曲位では前内側線維束（図のA-A´）が緊張し，後外側線維束（図のB-B´）が弛緩する

図2 前十字靱帯の2つの束
（Girgis FG et al, 文献1，1975より引用）

コラム❷ メカノレセプターと関節覚

関節包や靱帯，筋肉にはメカノレセプターと呼ばれる感覚受容器があり，「関節覚」を感じているとされています．「関節覚」とは，関節の位置覚と運動覚からなるもので，「関節がどのような位置にあり，どの方向にどの程度の速度・加速度で運動しているか」を認識するものです．

前十字靱帯にはメカノレセプターがあり，断裂するとその関節覚が低下するため，膝くずれを生じやすくなります．再腱靱帯にはメカノレセプターが含まれないため，手術後のリハビリテーションにおいて再腱靱帯以外に存在するメカノレセプターの情報から関節覚を得るように教育する必要があります．メカノレセプターが含まれると考えられる遺残靱帯（断裂した靱帯）を切除せずに靱帯再建を行う試みもされています．

が生じ，二次性変形性膝関節症に至る場合があります．

どのように診断されますか

急性期には疼痛や腫脹が強いため，臨床診断は困難です．受傷機転などから本疾患の可能性を考えた場合は関節穿刺を行い，血液が吸引された場合には本疾患を疑います．他の外傷を否定する目的も含めてX線検査やMRI検査を行います．靱帯実質部の断裂では単純X線には異常がありません（コラム❸）．MRIでは，前十字靱帯断裂そのものを確認することができます（図3）．また受傷時に大腿骨外顆と脛骨外側後方がぶつかるため，この部分に骨挫傷（bone bruise）を生じることがあります．骨挫傷は単純X線では確認することができず，MRIで確認することができます（図4）．

1か月程度の急性期が過ぎると，臨床診断が容易になります．前方への不安定性をみるためにLachman test（ラックマンテスト）を行います．これは，患者さんに診察台に仰臥位で横たわってもらい，膝関節20〜30°屈曲位で脛骨を大腿骨に対して前方に引き出す手技です．前十字靱帯損傷では脛骨の前方移動量が大きく，また前方移動が止まる終止点が健側と比較してはっきりしない，という特徴があります．前十字靱帯損傷では前方方向への不安定性だけではなく，回旋の不安定性

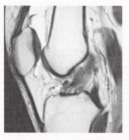

前十字靱帯線維の連続性がなく，弛緩して見える

図3　前十字靱帯断裂のMRI像

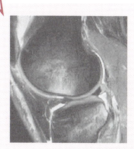

大腿骨外顆と脛骨顆部後方の骨髄内に信号輝度の変化を認める

図4　骨挫傷（bone bruise）のMRI像

 Segond骨折とは

前十字靱帯損傷では，X線検査で脛骨の外側縁に剥離骨折の所見を示すことがあります．これはSegond（セゴン）骨折と呼ばれ，外側側副靱帯の脛骨付着部におこる剥離骨折です．内旋・内反ストレスにより生じるために前十字靱帯損傷を伴うことが多いのです．

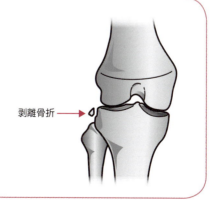

剥離骨折

も加わって脛骨が亜脱臼する膝くずれの症状が出ます．これを確認するのが，Nテストやpivot shift testです．Nテストは膝関節を外反・内旋強制した状態で屈曲約30°の状態から伸展していくもので，脛骨が回旋し亜脱臼するのを感じるものです．pivot shift testは逆に伸展位から屈曲していくと20〜30°屈曲位で整復されるのを感じるものです（コラム❹）．

前十字靱帯損傷は，実質部の損傷と，骨付着部の剥離骨折に分けられます．実質部の損傷には，完全損傷（断裂）と部分損傷（断裂）がありますが，この区別には関節鏡検査が必要で，また部分損傷の定義も定まっていません．部分損傷が完全損傷に移行することもあります．骨付着部の剥離骨折は，ほとんどの場合脛骨顆間隆起部に生じ，大腿骨側に生じることは稀です．

 どんな治療が行われますか

前十字靱帯損傷に対しては，年齢，症状，活動性（特にスポーツ）などを参考に，保存的治療，手術治療のいずれかが選択されます．手術治療には一次修復術（断裂した靱帯を縫合する）と靱帯再建術がありますが，一次修復術の治療成績は保存的治療と差がなく，靱帯再建術に劣るとされており，近年の手術治療の中心は靱帯再建術です．

①保存的治療

完全断裂した前十字靱帯は，保存的治療により修復されません．しかし断裂した靱帯が修復されなくても，特に他の靱帯や半月板の合併損傷がない場合には，保存的治療により日常生活やある程度のスポーツレベルには復帰できる可能性があります．また不全断裂の場合には，保存的治療により疼痛や膝くずれが残存することは少ないとの報告もあります．

保存的治療として，リハビリテーションや膝装具の装着などが行われます．リハビリテーションで重要なのは，関節可動域の維持・拡大と筋力の強化です．関節可動域の維持・拡大については，特に伸展制限を残さないようにすることが重要です．筋力の強化は，十分な筋力により膝関節の安定性を得ることが目的で，膝関節の屈曲および伸展筋力を強化します．健側の80％以上の筋力に戻れば，スポーツ復帰を考えます．膝装具としては，脛骨の前方移動や回旋を防止するタイプを用いることがあります．

②靱帯再建術

靱帯再建術は，断裂した前十字靱帯を切除し，同じ部位に自分自身の組織を用いて靱帯を再建する術式です．多くの方法がありますが，ここでは骨付き膝蓋靱帯を用いる方法と，半腱様筋と薄筋の腱を用いた二重束再建法を紹介します．いずれも関節鏡を用いて膝関節

 スクリューホームムーブメント

膝の主たる運動方向は，屈曲・伸展ですが，実際には回旋を伴う複雑な動きをしています．正常膝では伸展時にスクリューホームムーブメント（screw home movement）を生じます．これは屈曲から伸展していく際に，屈曲30°付近から脛骨が大腿骨に対して約14°外旋する運動です．

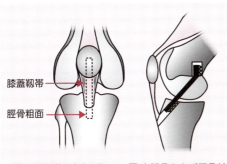

ⓐ 膝蓋靱帯の中央3分の1を、膝蓋骨と脛骨粗面の一部を含めて採取する.

ⓑ 大腿骨および脛骨付着部にあけた骨孔に緊張下に固定する.

図5 骨付き膝蓋靱帯を用いる靱帯再建術

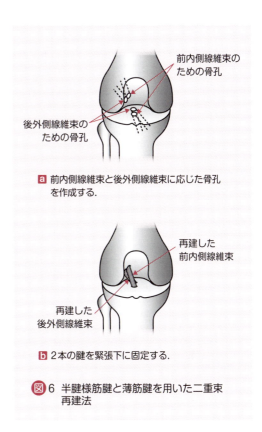

ⓐ 前内側線維束と後外側線維束に応じた骨孔を作成する.

ⓑ 2本の腱を緊張下に固定する.

図6 半腱様筋腱と薄筋腱を用いた二重束再建法

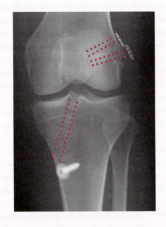

図7 二重束再建法の術後X線（33歳，女性）

点線は骨孔の輪郭を示す．脛骨も実際には2つの骨孔があるが，重なって判別できない．大腿骨側はEndobuttonと呼ばれる固定材料，脛骨側はワッシャー付きのスクリューで固定している．

内を観察しながら行うことが多い手術です．

　骨付き膝蓋靱帯とは，同じ膝の膝蓋靱帯の中央3分の1を，膝蓋骨および脛骨粗面の骨を付けたまま採取するものです．これを前十字靱帯の大腿骨および脛骨付着部にあけた骨孔に緊張下に固定します（図5）．固定には特殊なスクリューなどを用います．

　半腱様筋腱と薄筋腱を用いた二重束再建法では，同側の半腱様筋と薄筋の腱を長く採取し，これをそれぞれ2つ折りにして太さと強度を確保します．「二重束」すなわち前内側線維束と後外側線維束を再建するため，それぞれに応じた骨孔を作成し，2本の腱を緊張下に固定します（図6, 7）．半腱様筋腱や薄筋腱を用いて，骨付き膝蓋靱帯を用いる方法と同様に1本の靱帯として再建する方法（一重束再建法）もあります．

文献

1) Girgis FG, et al：The cruciate ligaments of the knee joint：anatomical, functional and experimental analysis. Clin Orthop Relat Res 106：216-231，1975.

（芳賀信彦）

膝前十字靱帯損傷とは

由紀さんの その後

　由紀さんは手術をすぐに受けるべきか悩みました．部活は高3になる春の大会で引退となるので，手術を受けるとそれまでにバスケットボールに復帰することは困難です．由紀さんは装具とリハビリで練習を続け，最後の大会に少しでも出たいと考えました．靱帯損傷用の装具を合わせてもらい，またリハビリの指導も受けて少しずつ練習に復帰し，最後の大会ではスタメンにはなれませんでしたが，控え選手として短時間試合に出場することができました．

　その後，由紀さんは大学に入学しました．膝のこともあり本格的にバスケットボールを継続するのは難しいと考え，テニスのサークルに入りました．装具をしていればどうにかテニスはできましたが，装具なしで歩いている時に膝くずれの症状が出るようになりました．テニスサークルの合宿で頑張りすぎたときには，膝が腫れて痛くなることもありました．そこで定期的に通っていた整形外科の医師からのすすめもあり，学年が上がって忙しくならない1年生のうちに手術を受けることにしました．膝関節の可動域に制限はありませんでしたが，筋力は多少弱くなっていましたので，手術までの2か月間，積極的に膝周囲の筋力を鍛えておきました．

　手術は，骨付き膝蓋靱帯を用いる靱帯再建術でした．関節鏡を併用して，3時間程度で終わりました．手術の翌日，まだ膝から下は腫れていましたが，CPMという器械で膝をゆっくり動かし始めるとともに，装具を装着して立ってみたうえで，トイレまで松葉杖で歩いて行きました．2日目からは膝関節屈曲120°を目標に可動域を広げる練習を行うとともに，筋力強化としてスクワットを取り入れていきました．松葉杖歩行も左下肢にかかる体重を徐々に増やしていき，病院の中を自由に移動できるようになりました．手術後2週間の時点で，傷の抜糸も終わり，膝の屈曲が100°を超え，杖なしで階段を含めた歩行が可能になり，退院しました．

　退院後も病院に通ってリハビリを継続し，自宅でも筋力強化を中心としたエクササイズを行いました．病院では月に1回膝の筋力を評価し，このデータも参考にして運動のレベルを主治医が決めていきました．手術後3か月にはジョギングが許可され，手術後半年からサークルの練習にも少しずつ参加し，その後試合にも復帰することができました．

MEMO

05 末梢神経損傷

47歳の長谷川健さん(仮名)は，システムエンジニアとしてIT関係の会社に勤務するサラリーマンです．1年前にタバコをやめてから食欲が増えて太り始め，会社の健診ではメタボリックシンドロームに当てはまると指摘されました．内科医の診察を受けるように指示されていましたが，つい億劫でその後は受診していませんでした．

取引先のコンピューターシステムに先週起こったトラブルの対応のため数日間残業が続いていたところ，気がついたときには病院のベッドの上にいて，点滴など多くの管がつながっていました．後で家族から聞いた話では，会社のデスク近くに意識を失って倒れているところを同僚に発見され，救急車で病院に運ばれたようです．心筋梗塞との診断で緊急のカテーテル治療を受け，そのままICUに入院し，すでに2日経っているとのことでした．

意識が少しずつはっきりしてきてベッドを45°くらい起こせるようになり，手足を動かしてみたところ，左足がなんとなくおかしいことに気付きました．足の上に乗っている布団の感覚がわかりにくく，足首が動かしにくいのです．全く動かないわけではないので最初は気のせいかと思っていましたが，翌日も状況が変わらないので，担当の看護師さんに話したところ，主治医の先生が診察に来てくれました．

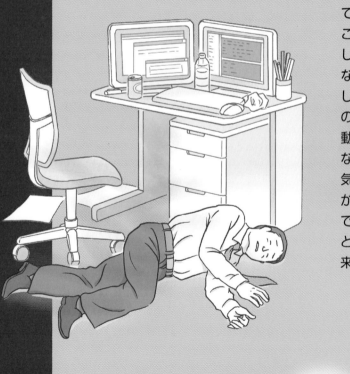

末梢神経損傷とは？

どんな原因で生じますか

末梢神経損傷は刃物やガラスによる切創や挫滅などの開放創，注射，圧迫や牽引，電撃など様々な原因で生じますが，それぞれの発生頻度はあまり明らかになっていません．採血や点滴など注射による末梢神経損傷の発生頻度は，0.01％前後と報告されています．これらの他にニューロパチーと呼ばれる末梢神経障害があります．その原因は多様であり，糖尿病などによる代謝性ニューロパチー，重金属などによる中毒性ニューロパチー，遺伝性ニューロパチーなどがあげられます．

絞扼性神経障害（コラム❶），すなわち解剖学的に末梢神経が機械的刺激を受けやすい部位で圧迫を受けて麻痺を生じる成人は多く，代表的な手根管症候群の有病率は男性3％，女性5％と報告されています．本項では，絞扼性神経障害を除いた外傷性の末梢神経損傷について解説することにします．

どんな病態ですか

末梢神経は，中枢神経すなわち脳や脊髄と，筋や感覚器を橋渡ししており，運動神経，感覚神経，交感神経からなります．肉眼的に観察できる末梢神経は，数千本の神経線維が束になったものであり，神経線維は髄鞘の有無により有髄線維と無髄線維に分けられます（図1）．有髄線維には跳躍伝導という機能があるため無髄神経より伝導速度が速く，太さと役割により細分されます（表1）．

末梢神経が外力により損傷を受けると，それが支配している領域の運動麻痺，感覚障害や自律神経障害を生じます．運動麻痺は筋力の低下として現れ，感覚障害には損傷を受ける神経線維の種類により，皮膚の触圧覚，温痛覚のほか，深部知覚の低下・消失が含まれます．自律神経障害には，発汗異常などが含まれます．末梢神経損傷による麻痺が続くと，関節の変形や拘縮につながることがありま

 絞扼性神経障害

末梢神経が走行する部位のなかには，靱帯などの線維性組織に係留されていたり，骨・関節に隣接しているために圧迫を受けやすい部位がありますが，ここに生じた末梢神経障害を絞扼性神経障害と呼びます．圧迫を受けやすい部位に繰り返しの圧迫力が加わったり，近傍の関節が繰り返し動くことで神経麻痺を生じます．上肢には，手根骨と横手根靱帯で形成される手根管における正中神経障害（手根管症候群）や，上腕骨内上顆の後方にある尺骨神経溝における尺骨神経障害（肘部管症候群）など多くの有名な疾患があります．下肢では，中足骨頭を連結する深横中足靱帯の部位で生じる趾神経の障害（Morton病）が有名です．

末梢神経損傷とは

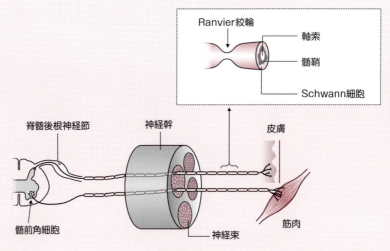

図1 末梢神経の構造
有髄の感覚・運動神経線維は、軸索の周囲に髄鞘をもち、これには規則的に間隙が存在する(Ranvier絞輪)。神経線維が集まって神経束を形成し、神経束が複数集まって神経幹、すなわち肉眼的な末梢神経を構成する。

表1 末梢神経線維の分類

分類	髄鞘	平均直径 (μm)	平均伝導速度 (m/s)	機能
Aα	有	15	100	骨格筋・腱からの感覚、骨格筋の運動
Aβ	有	8	50	触圧覚
Aγ	有	5	20	筋紡錘の錘内筋運動
Aδ	有	3	15	温痛覚
B	有	3	7	交感神経節前線維
C	無	0.5	1	交感神経節後線維、温痛覚

コラム 2 末梢神経損傷による手の変形

上肢の末梢神経損傷は特徴的な手の変形を示しますが、それぞれにはしっかりとした機序があります。尺骨神経麻痺では骨間筋と尺側の骨間筋が麻痺するために環指と小指のMP（中手指節）関節過伸展、PIP（近位指節間）関節屈曲となり、鉤爪指変形と呼ばれます。鉤爪とは鳥類や爬虫類のように、根元から先にかけて強く弯曲した爪のことです。尺骨神経麻痺に正中神経麻痺が加わると、全指に鉤爪指変形がみられ、鷲手と呼ばれます（図）。

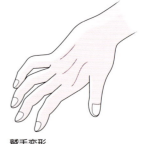

鷲手変形

す．表2, 3に代表的な末梢神経損傷と臨床所見の特徴を示します（コラム❷）．神経損傷によっては，筋の代償による特徴的な所見を示すこともあります（コラム❸）．

どのように診断されますか

末梢神経の支配に一致した運動麻痺や感覚障害を認める場合に，末梢神経損傷を疑います．運動麻痺は支配筋の徒手筋力テスト（MMT）により評価します．また深部腱反射は低下・消失します．麻痺が持続すると筋萎縮を生じるため，視診・触診で確認します．感覚障害は，筆，ルーレット知覚計，知覚検査用の針などで触圧覚や痛覚を，キャリパーで二点識別覚を，音叉で振動覚を調べます．触覚の定量評価にはSemmes-Weinstein monofilamentを用います（図2）．

損傷を受けた神経幹直上の皮膚を軽く叩くと，支配領域にしびれるような痛みが放散します．これをTinel徴候と呼び，神経損傷が回復し軸索が伸長してくると，その先端部にも認められます．

以上のような臨床所見に加えて，末梢神経

表2 代表的な上肢の末梢神経損傷と臨床所見

損傷神経	筋力低下を示す主たる筋	主たる感覚障害の部位	特徴的な機能障害や肢位・変形
橈骨神経	上腕三頭筋，腕橈骨筋 長・短橈側手根伸筋，尺側手根伸筋 長・短母指伸筋，長母指外転筋，総指伸筋	手背	手関節・手指伸展障害 下垂手
尺骨神経	尺側手根屈筋，深指屈筋（尺側） 母指内転筋，小指外転筋，掌側・背側骨間筋 虫様筋（尺側）	環指尺側と小指	手内在筋の筋力低下 環・小指の鉤爪指
正中神経	円回内筋，橈側手根屈筋，浅指屈筋，長母指屈筋，深指屈筋（橈側），方形回内筋 短母指外転筋，母指対立筋，短母指屈筋，虫様筋（橈側）	母指～環指橈側の掌側	母指対立障害 猿手

注：損傷を受ける高位により臨床所見は異なる

表3 代表的な下肢の末梢神経損傷と臨床所見

損傷神経	筋力低下を示す主たる筋	主たる感覚障害の部位	特徴的な機能障害や肢位・変形
閉鎖神経	外閉鎖筋，長・短内転筋，小内転筋，薄筋	大腿内側	股関節内転障害
大腿神経	腸腰筋，縫工筋，大腿四頭筋	大腿前面	股関節屈曲障害 膝関節伸展障害
総腓骨神経	大腿二頭筋短頭（総腓骨神経より分枝） 長腓骨筋，短腓骨筋（浅腓骨神経支配） 前脛骨筋，長母趾伸筋，長趾伸筋，（深腓骨神経支配）	足背	足関節背屈障害 下垂足，内反尖足
脛骨神経	大腿二頭筋（長頭），半膜様筋，半腱様筋，腓腹筋，ヒラメ筋，後脛骨筋，長母趾屈筋，長趾屈筋 足底筋群	足底	足関節底屈障害，踵足

注：損傷を受ける高位により臨床所見は異なる

> ### コラム3 フロマン徴候（Froment sign）
>
> 尺骨神経麻痺では，両手の母指と示指で紙をつまみ，反対方向に引っ張るときに母指の指節間関節が過屈曲し，これをフロマン徴候と呼びます（図）．これは麻痺した母指内転筋の筋力を麻痺していない長母指屈筋が代償するために起こる徴候です．「新聞徴候」とも呼ばれます．
>
>
>
> 尺骨神経麻痺による左フロマン徴候陽性

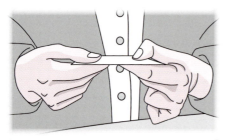

a 音叉

b Semmes-Weinstein monofilament

図2 感覚障害の検査に用いる診察用具

損傷では電気生理学的検査が診断に役立ちます．これには，筋電図検査，神経幹を皮膚上から電気刺激して支配筋の収縮を調べる神経幹伝導試験，神経伝導速度検査などがあります．神経伝導速度検査には運動神経を測るものと感覚神経を測るものがあり，それぞれの伝導速度は40〜65m/秒，35〜60m/秒程度ですが，温度，年齢などにより変化します．電気生理学的検査のほかに，MRIやエコーなどの画像検査を行うこともあります．

末梢神経損傷は病態により分類されます．代表的なのはSeddon分類で，一過性神経伝導障害（neuroapraxia），軸索断裂（axonotmesis），神経断裂（neurotmesis）に分けられます．一過性神経伝導障害は神経アプラキシアや局所性脱髄とも呼ばれ，局所的に髄鞘のみが障害（脱髄）され神経伝導がブロックされますが，軸索は連続性を保っている状態です．主として圧迫により生じます．損傷部より末梢での刺激による神経幹伝導試験では，支配筋の収縮が受傷後1週以上経過してもみられます．

局所性の脱髄が修復されれば，神経機能は元に戻ります．軸索断裂では，軸索が断裂しますが，周囲の神経鞘（神経内膜，神経周膜，神経上膜）は温存されています．軸索を維持するのに必要な物質は，神経細胞で作られて軸索内を流れますので，軸索が切れるとそこから末梢の神経構造は髄鞘を含めて破壊され，これはWaller（ワーラー）変性と呼ばれます．Waller変性を生じると，受傷後数日から損傷部より末梢での刺激による神経幹伝導試験で支配筋の収縮がみられなくなります．軸索断裂では神経鞘が温存されているため，中枢側の軸索断端から新しい軸索が発芽し，これが末梢に向かって伸びていきます．しかしこの速度は1日1〜2mmと遅く，この間に支配筋に筋萎縮が生じます．神経断裂では神経鞘を含めて神経が断裂します．末梢にはWaller変性を生じますが，神経鞘が保たれていないため，軸索が断裂した末梢側に向かって伸びることができず，保存的治療では神経機能は回復しません．Seddon分類より細かい分類

であるSunderland分類もよく使われます．

どんな治療が行われますか

外傷による末梢神経損傷に対する治療は，損傷の病態や程度により異なります．もちろん損傷の原因となる外傷や圧迫に対する処置は速やかに行うべきです．

Seddon分類の一過性神経伝導障害では，早ければ数分，遅くても数週間以内に自然回復するため，基本的に神経そのものに対する治療を要しません．軸索断裂でも自然回復が期待できますが，回復に時間がかかるため，その間に関節拘縮や筋萎縮が生じるのを防ぐ必要があります．他動的な関節可動域練習を行い，必要であればスプリント等により適切な肢位を保持します．

筋萎縮の予防として，経皮的な電気刺激（治療的電気刺激：Therapeutic Electrical Stimulation；TES）を加えることがあります．Tinel徴候により軸索が伸長していくのを確認する必要がありますが，この伸長が遅い場合には神経剥離術を追加することがあります．神経断裂では神経縫合術や神経移植術などが必要になります．

末梢神経損傷が適切に治療されないと，筋力低下や感覚障害が残り，関節の拘縮や変形につながることもあります．また末梢神経損傷後にカウザルギー（causalgia）と呼ばれる激しい痛みが慢性的に続くことがあります（コラム❹）．

（芳賀信彦）

コラム 4 カウザルギー

カウザルギーとは，比較的太い末梢神経の損傷によって手や足に灼熱痛を生じるもので，正中神経，尺骨神経，坐骨神経などの損傷後に多いとされています．皮膚の発熱や発汗を伴うことがあり，自律神経の異常を生じていると考えられますが，炎症が関連しているという報告もあります．近年は複合性局所疼痛症候群（Complex regional pain syndrome：CRPS）という概念があり，これの2型がカウザルギーに相当します．治療は非常に困難で，様々な薬物，末梢神経ブロック，交感神経ブロック，理学療法や作業療法などが行われています．

末梢神経損傷とは

長谷川さんの その後

　主治医の先生が左足を診察すると，足の甲，特に親指と2番目の指の付け根の部分の感覚が麻痺しており，また足首と足の指を上に足の甲のほうへ動かすことができないことがわかりました．足の裏の感覚や，足を裏のほうへ動かすことは大丈夫なようです．次に先生は，膝のあたりを指でトントンと軽く叩きながら，「どこかに響きますか？」と尋ねてきました．すると膝の外側のある部分を叩かれたときに，ビーンと足のほうへ響きました．先生は，「今までに歩いていて爪先が引っ掛かることはありませんでしたか？」と聞いてきましたが，そのような記憶はありません．すると先生は，「会社で倒れているときから今日までのどこかの時点で，総腓骨神経という膝の外側にある神経が圧迫を受けたために麻痺が起きたのであろう」と言いました．程度が軽ければ早い時期に治る可能性もあるので，全身の状態が落ち着いたらリハビリを始めるように依頼するが，そのときに足のことも伝えてくれるとのことでした．

　その日の午後にリハビリ科の医師が診察に来ました．全身の診察をした後に，特に念入りに左足を診察してくれました．先生によると，これから数日かけてベッドに座るところから立ち上がるところまで行うが，それまでに筋肉の力が戻らなければ検査をして対応を考えるとのことでした．翌日から理学療法が開始になりました．3日後には立ち上がって足踏みまでできるようになりましたが，左足には相変わらず力が入りません．そこでリハビリの先生の指示で，神経を刺激する検査を受けました．その結果，足首を上げる筋肉の収縮がしっかり確認できないとのことで，残念ながら回復には月単位の時間がかかる可能性があるとのことでした．このまま歩く練習をすると，爪先が引っ掛かってうまく歩けないとのことで，足首を支える装具をつけることになりました．いくつかの種類の装具を試した結果，既製の装具でうまく歩けそうでしたので，これを使うことにしました．心臓の経過も順調ということで，入院して3週間ほどで数百メートルは歩行できるようになり，無事に退院することができました．

退院後は，徐々に左足に力が戻ってくるのを感じることができました．定期的にリハビリの外来にも通いましたが，3か月後にはある程度足首を上げることができるようになり，自宅では装具を外してもよいと言われました．さらに2か月後には足の指にもしっかり力が入るようになり，屋外も含めて装具は全く不要で，元通りに歩くことができるようになりました．心筋梗塞の再発を防ぐために，内科の医師の許可をもらって，近くのジムで運動を継続しています．

06 四肢切断

　59歳の中村茂男さん（仮名）は，来年定年を迎える公務員です．40歳頃から健康診断で高血圧と高脂血症を指摘され，かかりつけ医で薬を処方されていました．全身の動脈硬化があるので，タバコを止めること，食事には気を付けること，適度に運動することについて指導を受けていましたが，仕事が忙しくてほとんど守れていませんでした．50歳頃から長時間歩くと両足にしびれを感じるようになり，続けて歩ける時間が徐々に減ってきました．かかりつけ医で閉塞性動脈硬化症と診断され，市立病院を紹介され検査を受けました．足の動脈硬化はありますが，まずは薬で様子をみるということになりました．

　最近は5分ほど歩くと足の痛みとしびれが強くなりますが，いったん休むとどうにかまた歩けていました．1か月ほど忙しい日々が続き，また左足先の痛みが強かったのですが，我慢をして病院には行かないでいました．昨夜は飲酒をして眠ってしまったところ，夜中に左足の強い痛みを感じて目を覚ましました．左足全体が赤くはれ上がっており，親指は青白く色が変わっています．市販の痛み止めを飲みましたが，全く効きません．どうにか朝まで我慢をしましたがとても仕事に行ける状況ではなく，タクシーで市立病院へ向かいました．

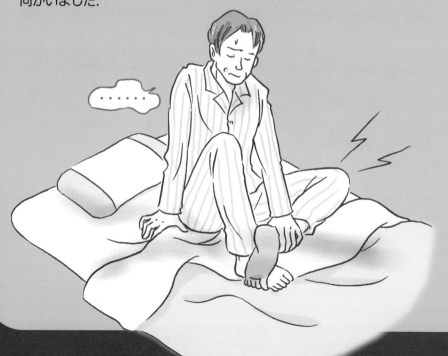

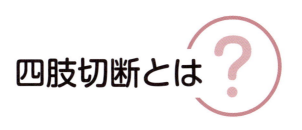

四肢切断とは？

 どんな原因で生じますか

　四肢切断は，大きく先天性切断と後天性切断に分かれます．先天性切断は文字通り先天的に四肢が形成されないもので，上肢・下肢とも切断全体の3％未満を占めるにすぎません．後天性切断は，外傷，骨軟部腫瘍に対する手術，末梢循環障害（閉塞性動脈硬化症，糖尿病性壊疽など），骨髄炎などにより，上肢では労働災害によるもの，下肢では末梢循環障害が多いという特徴があります（図1）．下肢切断の原因は，かつては労働災害をはじめとした外傷が多かったのですが，末梢循環障害の比率が大きくなるとともに，切断年齢は高齢化しています（コラム❶）．

　下肢切断のレベル（図2）は，下腿切断が約

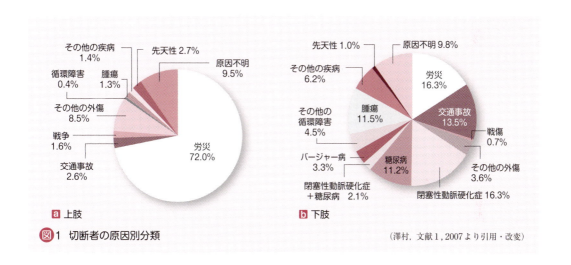

図1　切断者の原因別分類

（澤村，文献1，2007より引用・改変）

 下肢切断の年齢

　下肢切断は，かつては労働災害をはじめとした外傷によるものが多く，若年者が中心であったのですが，末梢循環障害の比率が大きくなるとともに，切断年齢は高齢化しています．九州労災病院の調査では，1990年頃から急速に高齢化が進み，2000年から2002年の平均は約70歳になっています．高齢者下肢切断のリハビリテーションは，若年者に比べて下肢の筋力や可動性，全身の耐容能など問題を生じることが多く，義足歩行の自立に至らない可能性が若年者に比べて高くなります．

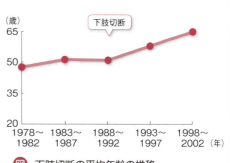

図　下肢切断の平均年齢の推移

（豊永・他，文献2，2004より引用・改変）

四肢切断とは

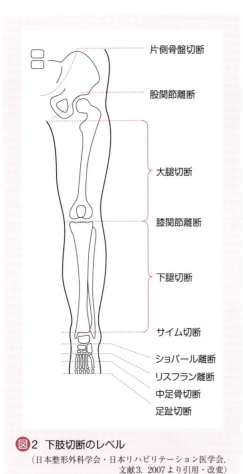

図2 下肢切断のレベル
（日本整形外科学会・日本リハビリテーション医学会, 文献3, 2007より引用・改変）

半数を占め，次いで大腿切断が多く，サイム・足部切断が続きます．理学療法では下肢切断に関わることが多く，ここでは主に大腿切断と下腿切断について解説します．

どんな病態ですか

後天性下肢切断の原因として最も多い末梢循環障害では，動脈硬化などにより四肢の血流が低下し，疼痛や組織の壊疽を生じます（図3）．壊疽範囲が広く感染を伴ったり，血行再建術の適応でない場合には，切断手術が行われます．

外傷や感染の場合，様々な治療法による患肢温存がまず図られます．しかし，骨・軟部の損傷が重度で血管や神経の再建が困難な外傷や，コントロールが困難な感染では切断術が選択されます（コラム❷）．骨軟部腫瘍では，腫瘍組織を切り離し，肺などへの転移を予防する目的で切断術が行われますが，近年は化学療法（抗がん剤治療）などの進歩により患肢を温存することが多くなっています．

コラム❷ 壊死性筋膜炎とは

浅層にある筋膜に細菌感染を生じ，急速に壊死が拡大する感染症を壊死性筋膜炎と呼び，軽微な外傷などを契機として発症します．進行すると播種性血管内凝固症候群（DIC）や敗血症を発症し予後不良となります．起因菌としていくつかの種類が知られていますが，一部のものは「人食いバクテリア」として知られています．早期に広範に壊死組織を除去する必要があり，切断を必要とすることも多くあります．

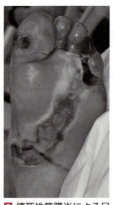 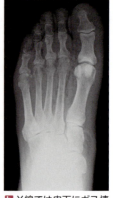

a 壊死性筋膜炎による足部の壊死（59歳男性）．
b X線では皮下にガス壊疽の所見がある．

切断手術と断端ケア

末梢循環障害では，局所の皮膚色，壊疽や潰瘍の範囲，感染の程度，疼痛の範囲，皮膚温などを参考にして，断端部を血流の良い組織で覆われるレベルでの切断が選択されます．この際，下腿切断として膝関節を残すことができるか否かは，義足歩行獲得の可能性に大きく影響しますので，可能な限り大腿切断を避け，下腿またはそれより遠位での切断とすることが重要とされています．

下腿切断術では，様々な皮膚切開が用いられます．末梢循環障害の場合には，皮膚の血流を考慮して，長後方皮弁やskew flapが好まれます(図4)．骨は長軸に垂直に切断しますが，脛骨前面の角は斜めに切り落とします(図5)．大腿切断術では前方皮弁が後方よりやや長い魚口状切開を用いることが多く，大腿骨は長軸に垂直に切断します(図6)．下肢切断術における断端の筋肉の処置としては，拮抗筋同士を縫合する筋肉形成術(myoplasty)や，筋肉を骨断端に開けた穴に縫合する筋肉固定術(myodesis)が行われます．これらはいずれも，残存下筋肉の緊張を切断前と同じ

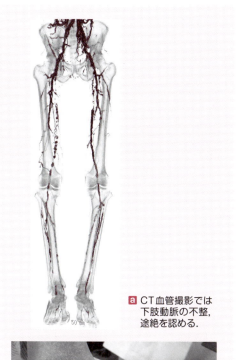

ⓐ CT血管撮影では下肢動脈の不整，途絶を認める．

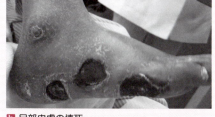

ⓑ 足部皮膚の壊死

図3 糖尿病を合併した閉塞性動脈硬化症（73歳男性）

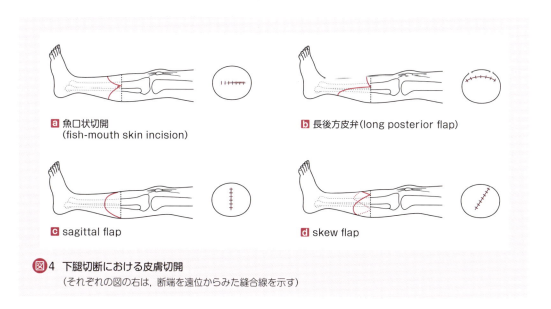

ⓐ 魚口状切開 (fish-mouth skin incision)

ⓑ 長後方皮弁(long posterior flap)

ⓒ sagittal flap

ⓓ skew flap

図4 下腿切断における皮膚切開
（それぞれの図の右は，断端を遠位からみた縫合線を示す）

四肢切断とは

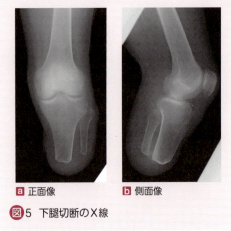
ⓐ 正面像　ⓑ 側面像
図5　下腿切断のX線

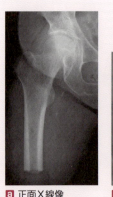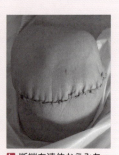
ⓐ 正面X線像　ⓑ 断端を遠位からみたところ
図6　大腿切断

に保つことで，断端の形状を保つとともに，近位の関節を動かす筋力を維持することを目的としています．

切断術後の断端ケアの主な目的は，断端に生じる浮腫の予防と軽減で，これは義足の装着をスムーズに進めるために重要です．切断術後の断端ケアにはいくつかの考え方があり，義足を装着する時期と関係しています．従来の弾力包帯を用いたsoft dressingでは，断端の成熟を待ってから義足を作成するために，リハビリテーションの期間が長くなるという欠点があります．これに対して，手術直後にギプスソケットを取り付けることをrigid dressingと呼びます．rigid dressingを行ったうえで仮義足も取り付けて，手術翌日など早期から義足歩行の練習をすることを術直後義肢装着法と呼びますが，熟練したスタッフなど様々な条件が必要です．これらの中間に位置し，rigid dressingを行ったうえで創治癒後できるだけ早期に義足を装着する方法を早期義肢装着法と呼びます．近年は断端ケアとして，エアースプリントを用いたsemirigid dressing，シリコーンライナーを用いた断端ケアなども行われています．

どのように分類・評価しますか

下肢切断は，切断レベルにより図2のように分類されます．骨の部分で切離するものを切断（amputation）と呼ぶのに対し，関節で切離するものを離断（disarticulation）と呼びます．また断端長の計測は，大腿切断では股レベル（「また」の部分）から，下腿切断では膝関節の内側関節裂隙のレベルから断端までの長さで表します．

断端部の評価は，視診，触診により行います．血腫や感染があると義足を装着することはできません．切断術後には浮腫があり，これが断端ケアにより適切に軽減されていることも必要です．

残存する近位の関節（例えば下腿切断では股関節と膝関節）の状態も，義足歩行の練習に大きく関係します．関節拘縮を生じていないこと，筋力が十分に保たれていることを確認し，問題があれば理学療法で対処します．

幻肢の有無を尋ねておくことも大事です．切断した四肢が存在するように感じることを幻肢感と呼び，これは手術後数日で出現し，半年から2年程度持続するとされています．幻肢感は多くの患者に生じますが，一部の患者

ではこれに痛みを伴い，幻肢痛と呼ばれます．幻肢痛は患者にとって非常につらい痛みであり，様々な治療法が試されます（コラム❸）．

義足の製作

義足は医師の処方のもとに義肢装具士が製作しますが，歩行練習に関わる理学療法士の関与も重要で，義足の内容をともに検討します．義足は，大きくはソケット，懸垂装置，支持部，足部から構成されます（図7）．ソケットの形状は切断部位ごとに様々あり，ソケットだけで懸垂（義足が断端から抜けないようにすること）ができない場合には，ベルトなどを用いた懸垂装置が用いられます（コラム❹）．支持部の構造により，義足は殻構造義足と骨格構造義足に分類されます（図7）．殻構造とは，甲殻類の体と同じように，体重の支持と外観の再現を，木や樹脂で製作した外表面が請け負うものです．これに対し骨格構造では，体重の支持を骨に相当する部分の金属支柱が請け負い，これにウレタンなどの軟材料をかぶせて外観を整えるものです．支持部には，人の関節に相当する「継手」が取り付けられることがあります．

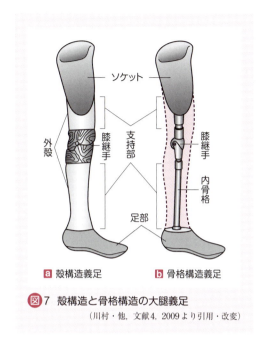

図7 殻構造と骨格構造の大腿義足
（川村・他，文献4，2009より引用・改変）

下腿切断では，下腿義足が処方されます．ソケット内の体重支持には，差し込み式，PTB（patellar tendon bearing）式，TSB（total surface bearing）式の考え方がありますが，差し込み式はあまり使われません．PTB式は広く用いられており，膝蓋腱をはじめとした体圧性の高い組織で荷重を分散するものです．PTB式ソケットは通常，カフベルトで懸垂さ

幻肢痛の治療

切断をした患者さんが，「無いはずの手足が痛い」というのは，とても不思議な現象です．この幻肢痛のメカニズムは，はっきりとはわかっていませんが，断端の神経の瘢痕や炎症，心理的要因，中枢神経の影響などが考えられています．治療としては，断端に対する物理療法，ギプスソケットの装着，神経腫や癒着の除去手術，中枢性鎮痛剤の投与，心理治療などが行われます．近年は，幻肢が本来と異なる位置（捻じれたり逆に曲がったり）という身体図式（ボディーイメージ）の変化が関与するとの考えから，健側の手足を鏡に映して，幻肢が正しい位置にあるように感じさせることで幻肢痛が改善することが報告され，ミラー療法と呼ばれています．なお，乳幼児では幻肢痛が生じることはきわめて稀とされています．

四肢切断とは

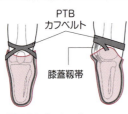
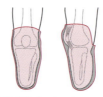
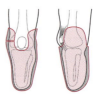

ⓐ PTB式ソケット
カフベルトで懸垂する．

ⓑ PTS式ソケット
膝蓋骨と大腿骨顆部を包み込むことにより，自己懸垂機能，側方安定性，過伸展防止機能を有する．

ⓒ KBM式ソケット
大腿骨顆部を包み込むことにより，自己懸垂機能，側方安定性を有するが，過伸展は防止できない．

図8 下腿義足のソケットと懸垂

(日本整形外科学会・日本リハビリテーション医学会，文献3，2007 より引用・改変)

れますが，ソケットが大腿骨顆部を包み込むことにより自己懸垂機能をもたせたPTS式やKBM式も用いられます（図8）．これらに対しTSB式は，断端表面全体で圧を分散します．TSB式ではピンアタッチメントのついたシリコーンライナーを用いることにより，懸垂することも可能です（図9）．

足継手と足部にもいくつかの種類があります（図10）．単軸足は底背屈の動きのみ，多軸足は底背屈に加え内外反や回旋の動きを可能にします．足継手をもたない足部の代表に，SACH (Solid Ankle Cushion Heel) 足があります．これは，踵部のクッションが衝撃吸収と動きの滑らかさを可能にするもので，広く使われています．また近年は活動性の高い患者で，荷重によって蓄えられたエネルギーを蹴り出しの際に放出することが可能なエネルギー蓄積型足部が用いられます．

義足の製作に際しては，アライメントのチェックが大切です．アライメントには，作業

コラム 4　骨直結型義足

ヨーロッパの一部では，主に断端長の短い大腿切断を対象として，骨直結型義足が用いられています．これは，骨髄内にチタン製の金属を埋め込み，これに断端皮膚を貫いてスクリューを接続し，これを義足に連結するものです．ソケットが不要となり，懸垂や床からの感覚入力に優れるという利点がありますが，日本では使用されていません．

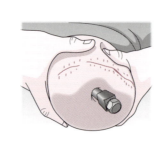
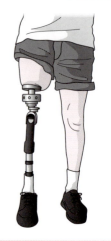

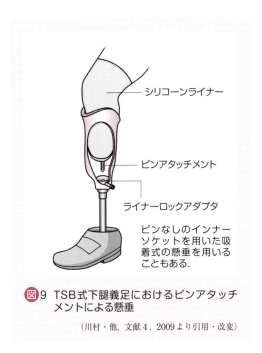

図9 TSB式下腿義足におけるピンアタッチメントによる懸垂
(川村・他,文献4,2009より引用・改変)

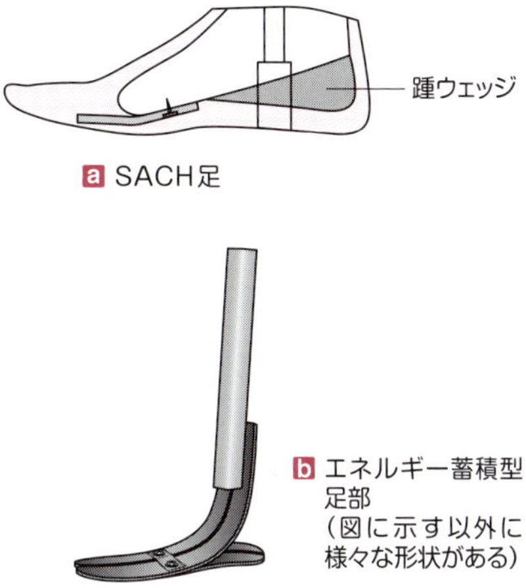

図10 義足に用いる足部
(日本整形外科学会・日本リハビリテーション医学会,文献3,2007より引用・改変)

台上における構成部品(ソケット,支持部,足部)の位置関係であるベンチアライメント,義足を装着した静止立位でみるスタティックアライメント,歩行をはじめとした動作で確認するダイナミックアライメントの3つがありますが,ここでは詳細は省きます.

文献

1) 澤村誠志:切断と義肢,医歯薬出版,2007.
2) 豊永敏宏,河津隆三:切断.総合リハ 32:40-44,2004.
3) 日本整形外科学会・日本リハビリテーション医学会(監):義肢装具のチェックポイント,第7版,医学書院,2007.
4) 川村次郎・他(編):義肢装具学,第4版,医学書院,2009.

(芳賀信彦)

四肢切断とは

中村さんの その後

　市立病院の外来では，いつもかかっている医師の診察を受けることができました．医師は足を見てすぐに，血液の流れが悪くなっており感染も生じているかもしれないので，入院して検査を受けるように，と話しました．片づけなければいけない仕事はたまっていましたが，この痛みでは歩くこともままなりません．このときには，親指の色はさらに悪くなり，他の指も青白くなっていました．入院して血液検査とCT検査を受け，点滴による治療が始まりました．午後には主治医が来て，膝下の部分で動脈が詰まっており血流が悪くなっていること，血液検査では炎症反応が強く出ており，足に蜂窩織炎という感染を生じていること，これらに対して薬を使った治療を行いながら，検査を進めて今後の治療を検討することを説明してくれました．不安はいっぱいでしたが，治療を受けるしかありません．足の痛みは続いていましたが，痛み止めを使ってその夜は眠ることができました．

　翌日以降，足の痛みはあまり変わりませんが，指の色は灰色に近くなってきました．追加の検査がいくつかあり，動脈硬化で血管が詰まっている状態に対する治療が検討されました．バイパス手術といって自分の静脈を使って血液の流れの悪い部分を迂回させる方法は，足の先のほうまでずっと血管が細くなっており困難とのことで，血管形成と呼ばれるカテーテルを使って細くなった血管を広げる治療が行われました．しかし，その効果は不十分で，翌週には足首から先が青白くなり，指の色も灰色から黒に近くなってきていました．強い痛みも続いています．主治医はこれ以上血流を戻す治療を行っても効果が見込めないので，足を切断する手術が必要であると言います．これにはさすがに驚き，考えさせてほしいと言いました．リハビリの医師や理学療法士にも話を聞きました．切断をする患者さんとしては若いほうであり，筋力も十分にあるので，義足をつければ杖がなくても歩けること，義足で仕事に復帰している患者さんも大勢いると説明してくれたので，どうにか切断手術を受ける決心をすることができました．

After

翌週，手術が行われました．切断する高さは手術中に最終決定する，ということでしたが，手術後の説明では膝の下約15cmで切断したとのことでした．手術の翌日には早速リハビリが始まりました．足にはまだ包帯が巻かれていましたが，膝を伸ばす練習，座る練習，立つ練習と進んでいきます．包帯からシリコーンライナーというゴムのようなもので足を覆うようになり，義足の作成も始まりました．手術後約1か月半で「仮義足」というものが完成し，義足をつけて歩く練習も始まりました．最初は体重をかけるのが怖かったのですが，平行棒につかまって歩く分には痛みはほとんどありません．毎日歩行できる距離が増えていき，杖1本で歩けるようになったところで退院になりました．退院後，すぐに職場に復帰することができ，1か月後には杖なしで歩行できるようになりました．

07 変形性股関節症

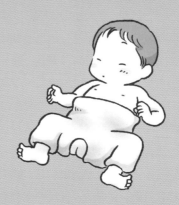

　50歳の鈴木みどりさん（仮名）は，母親から，「あなたは1歳の頃に先天性股関節脱臼という診断を受け，脱臼を戻してギプスを巻く治療を受けたのよ」と聞いていました．5歳頃までは治療を受けた病院にかかっていましたが，小学校に入ってからは症状がないこともあり，病院へは通いませんでした．

　高校生まではあまり激しい運動を行わなかったためか何事もなく過ごしていましたが，大学生になってサークルでテニスをするようになり，運動中などたまに左股関節に痛みを感じるようになっていました．結婚後，28歳と31歳で出産し子育てが忙しくなると，股関節の痛みが強くなりましたが，ゆっくりと休むことができなかったため我慢して過ごしていました．

　下の子が中学生になり手がかからなくなると，股関節の痛みは少しやわらぎました．しかしその後，5年ほどの間にまた痛みが強くなり，遠出をするときは杖をつくようにしていました．思い切って近所の整形外科を受診したところ，変形性股関節症で手術を受けたほうがよいかもしれないので，大学病院を受診するようにと勧められました．手術を受けるのは怖いので気がすすみませんでしたが，ご主人がインターネットでいろいろな治療法について調べて，診察に付いて来てくれました．

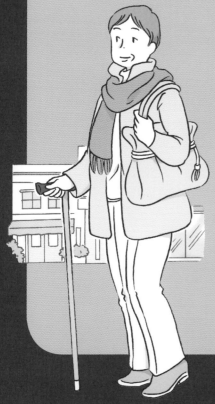

変形性股関節症とは？

どんな人がなりやすいですか

　変形性股関節症は，様々な原因により股関節の関節軟骨が変性し股関節痛を生じる疾患です．60歳以上の日本人女性における変形性股関節症の有病率は2％と報告されており，男性に比べて明らかに多く，また英国に比べて少なくなっています．日本では後述する二次性変形性股関節症が一次性に比べて多いことが知られており，二次性変形性股関節症の発症に関与する臼蓋形成不全（コラム❶）も女性に多いことが知られています．また，先天性股関節脱臼も遺残性亜脱臼や臼蓋形成不全を通じて変形性股関節症の発症に関与する可能性があり，先天性股関節脱臼は女児に多い疾患です（図1）．

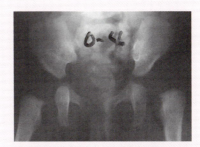
ⓐ 4か月女児の左先天性股関節脱臼で，臼蓋形成不全も認める．

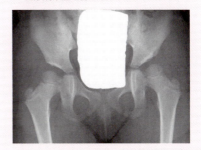
ⓑ リーメンビューゲルで治療するも4歳時に臼蓋形成不全が残存している．

図1　先天性股関節脱臼治療後の臼蓋形成不全

コラム 1　臼蓋形成不全とは

　股関節を形成する骨盤側のくぼみは，骨盤の腸骨・恥骨・坐骨の一部から形成され，寛骨臼と呼ばれます．寛骨臼は前方外側に向いています．小児期にこの寛骨臼が十分に形成されずに寛骨臼のくぼみが浅い状態を臼蓋形成不全と呼び，臼蓋縁による大腿骨頭の被覆が不十分になります．この場合，股関節の荷重面積が少なく，また関節が不安定で大腿骨頭が亜脱臼することもあります．臼蓋形成不全の診断には様々なX線計測値が用いられます．
　代表的なSharp角は図に示す角度で，正常日本人成人の股関節X線で計測したSharp角は男性37.3°，女性38.6°と男女差があり，さらにコーカサス人（男性33°，女性35°）に比べて臼蓋形成が不良であると報告されています．

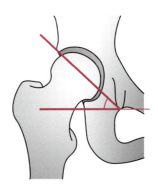
Sharp角の計測法

変形性股関節症とは

 どんな病態ですか

①原因

　変形性股関節症は，一次性と二次性に分類されます．一次性は解剖学的異常を伴わず，特定の原因がなく関節軟骨に変性や破壊が生じて発症するもので，日本人には少ないとされています（コラム❷）．二次性変形性股関節症の原因は様々で，表1のようなものが知られています．

　このなかで，日本では先天性股関節脱臼あるいは臼蓋形成不全による二次性変形性股関節症が大半を占めています（コラム❸）．臼蓋形成不全では，荷重面積が少ないため単位面積あたりの関節軟骨に大きな荷重がかかり，また関節の不安定性による"ずれ応力"が加わり，関節軟骨が変性します．具体的には，関節軟骨の表面は光沢を失い，毛羽立ちや亀裂を生じ，弾力性を失い，徐々に菲薄化します．軟骨の直下にある軟骨下骨は硬化し，骨囊胞が形成される場合があります．また荷重部に

先天性疾患	先天性股関節脱臼，臼蓋形成不全
炎症性疾患	関節リウマチ，化膿性股関節炎
腫瘍性疾患	滑膜性骨軟骨腫症，色素性絨毛結節性滑膜炎
外傷	外傷性股関節脱臼，股関節脱臼骨折，大腿骨頭すべり症
壊死性疾患	大腿骨頭壊死症，ペルテス病
その他	神経病性関節症，骨系統疾患，代謝性骨疾患

表1　二次性変形性股関節症の原因

 コラム2　変形性股関節症の遺伝子異常

　一次性変形性股関節症の原因は不明とされていますが，患者の同胞（兄弟姉妹）の股関節X線では，一次性変形性股関節症の所見を認める頻度が高いとの報告があります．これは一次性変形性股関節症が，いくつかの遺伝子の変異に様々な環境因子が加わって発症する，多因子遺伝性疾患である可能性を示唆しています．臼蓋形成不全を伴わない日本人の変形性股関節症に，カルモジュリンという軟骨に関係する遺伝子の多型が関係しているとの報告もあります．同じように，二次性変形性股関節症でもいくつかの遺伝子の関与が報告されています．

 コラム3　先天性股関節脱臼診療の変遷と変形性股関節症

　1960年頃までは先天性股関節脱臼の発生率は3％（100出生に3名）程度と高く，歩行開始後に発見されることも多かったようです．当時の治療はローレンツ法と呼ばれていて，脱臼を徒手的に整復して数か月間ギプス固定をするとともに，拘縮をやわらげるためのマッサージが行われていました．この治療法では大腿骨頭の変形を残すことがあり，多くの変形性股関節症が発生しました．1960年代にリーメンビューゲル装具が日本に導入され，股関節に変形を残さずに治療が行われるようになりました．また，乳児股関節検診の導入による早期発見，着衣や抱き方の指導といった予防活動の普及により，先天性股関節脱臼から変形性股関節症に至る患者さんは以前に比べかなり少なくなっていると考えられます．

隣接した軟骨は増殖，骨化し，骨棘を形成します．

②臨床症状

主たる臨床症状は，股関節痛と関節可動域制限です．股関節痛は，当初は運動時や歩き始めに訴えることが多いですが，やがて歩行時の持続した痛み，安静時の痛み，就眠時の痛みへと進行していきます．関節可動域はあらゆる方向で制限されますが，特に伸展や内外旋が制限されます．これらにより股関節周囲の筋力が低下します．

変形性股関節症に伴う跛行には様々な種類があります．股関節痛があると患側の荷重を避けるため立脚時間が短くなる逃避性跛行が，大きい脚短縮があると患側の骨盤や肩が下がる硬性墜落性跛行が現れます．股関節外転筋（中殿筋・小殿筋）の筋力低下があると，立位時に健側の骨盤が下がるTrendelenburg徴候が現れ，歩行時には体幹が患側に移動するDuchenne現象が加わります(図2)．実際には病状によりこれらが組み合わさった跛行を示します．

どのように診断されますか

変形性股関節症の診断は，臨床所見と画像検査により行います．臨床所見として，股関節の前面や後面の圧痛，関節可動域制限と関節運動に伴う疼痛の増強があります．股関節前面の圧痛は，スカルパ三角と呼ばれる鼡径靱帯・長内転筋・縫工筋に囲まれた部分に多く，この奥には股関節があります．画像検査の基本は単純X線で，関節裂隙の狭小化，軟骨下骨の効果や骨囊胞の形成，骨棘形成などがあります．MRIでは，軟骨の変性，滑膜の炎症，関節液の貯留などを確認できます．

変形性股関節症は，単純X線所見に基づいて，前期，初期，進行期，末期に分類されます(表2，図3)．前股関節症は，臼蓋形成不全などの構築上の形態異常はあるものの関節軟骨に変性が生じていない状態で，X線では関節裂隙が正常に保たれます．やがて関節軟骨の磨耗や軟骨下骨の増殖が生じると，X線で

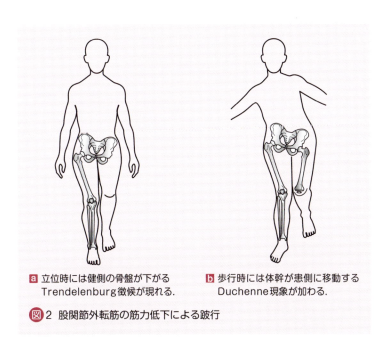

a 立位時には健側の骨盤が下がるTrendelenburg徴候が現れる．

b 歩行時には体幹が患側に移動するDuchenne現象が加わる．

図2 股関節外転筋の筋力低下による跛行

変形性股関節症とは

病期	X線所見					病理
	関節裂隙	骨硬化	骨嚢胞	骨棘	その他	
前期	正常	−	−	−		構築上の形態異常のみ
初期	軽度 狭小化	＋	−	−		軟骨磨耗 →軟骨下骨増殖
進行期	広範な 狭小化	＋	＋	＋	亜脱臼	→軟骨修復の増殖反応 骨梁壊死と嚢胞形成
末期	広範な 消失	＋	＋	＋	臼底二重像 関節破壊	→関節表面の象牙質化 骨組織の壊死・消失

表2 変形性股関節症の病期分類

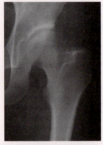
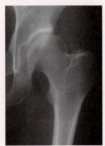
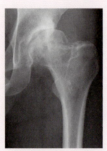
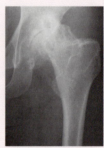

a 先天性股関節脱臼の治療歴がある30歳男性（前期）．
b 41歳時，わずかな関節裂隙狭小化と臼蓋荷重部の骨硬化像が出現（初期）．
c 49歳時，関節裂隙狭小化が進行し，骨嚢胞も出現（進行期）．
d 53歳時，関節裂隙は一部消失し，骨頭の内下方に骨棘が出現（末期）．

図3 変形性股関節症の病期の進展

関節裂隙が狭小化しはじめ，軟骨下骨の硬化がみられます．これが初期股関節症の状態です．さらに進行期になると変性した軟骨に対する修復反応として骨棘を生じるとともに，骨梁が壊死し骨嚢胞を形成します．関節裂隙はさらに狭小化し，その範囲も広がります．末期には関節軟骨は部分的に消失し，関節表面の活動面は象牙質化をきたします．骨組織が壊死・消失することにより関節は破壊されていきます．

 どんな治療が行われますか

変形性股関節症に対しては，年齢，病期などを参考に，保存的治療，手術的治療のいずれかが選択されます．手術的治療の主体は骨切り術と人工股関節置換術であり，ほかに関節固定術，臼蓋形成術（棚形成術）や筋解離術があります．

①保存的治療

保存的治療として，疼痛に対する薬物療法，温熱療法，運動療法，ダイエットの指導を含むライフスタイルへの介入，杖の処方，鍼治療などが行われます．

なかでも運動療法は，長期間かけて進行する変形性股関節症の治療において，重要な位置を占めています．運動療法の基本は，低下した股関節周囲筋筋力の強化であり，これとあわせて関節可動域の維持・拡大を試みます．筋力強化に際しては，関節痛に伴う筋スパズムを生じないように配慮し，他動運動，自動

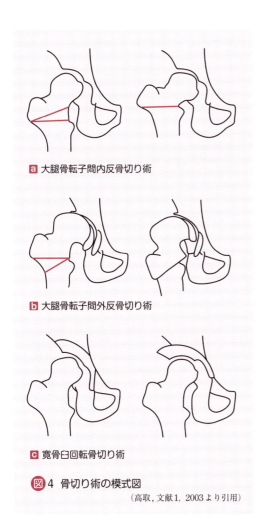

ⓐ 大腿骨転子間内反骨切り術

ⓑ 大腿骨転子間外反骨切り術

ⓒ 寛骨臼回転骨切り術

図4 骨切り術の模式図

(高取,文献1,2003より引用)

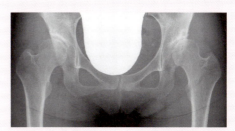

ⓐ 両側の臼蓋形成不全で,左は初期から進行期にかかる変形性股関節症.

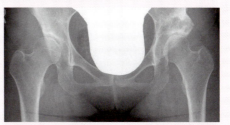

ⓑ 寛骨臼回転骨切り術後7か月で,骨頭が十分に被覆されている.

図5 寛骨臼回転骨切り術(34歳,女性)

介助運動,自動運動を組み合わせます.進行した変形性股関節症では中殿筋や大殿筋が萎縮していることが知られており,筋力強化は殿筋群を中心に行います.

筋力強化以外の運動療法としては,太極拳などの様々な有酸素運動や水中歩行などの水中での運動療法が行われています.

②骨切り術

骨切り術には,大腿骨骨切り術と骨盤骨切り術があります.大腿骨内反骨切り術は関節面の適合性改善による荷重面の拡大を目的としたもので,股関節外転位で関節面荷重部の適合性が改善する前股関節症と初期股関節症に適応があります(図4a).一方,大腿骨外反骨切り術は,進行期・末期股関節症でありながら人工関節の適応とならない若年者に適応があり,荷重部の関節裂隙を拡大する目的で行われます(図4b).

骨盤骨切り術にはいくつかの術式がありますが,ここでは寛骨臼回転骨切り術について解説します.これは臼蓋形成不全に対して,寛骨臼を関節軟骨・関節包とともに移動することにより骨頭を被覆する術式で,荷重面の拡大による荷重の分散,臼蓋荷重面の水平化による剪力の軽減,骨頭の内方化による骨頭への合力の減少,関節適合性の改善が得られます(図4c).前期から初期の股関節症に良い適応がありますが,骨盤のY軟骨が閉鎖している必要があり,12歳頃以降50歳頃までに行われます(図5).ある程度進行している股関節症でも,若年者では適応があります.

骨切り術では,大腿骨骨切りにしろ骨盤骨

切り術にしろ，骨癒合の状況に応じた荷重制限が必要であり，手術後全荷重が可能になるまで数か月の期間が必要になります．

③人工股関節置換術

人工股関節置換術は文字通り股関節を人工材料に置換するもので，進行期から末期の変形性股関節症に適応があります（図6）．人工股関節の耐久性やそれに伴う再置換術の可能性を考え，通常は50〜60歳以降に行われます．大腿骨側は頚部を骨切りして骨頭を摘出し，ステムを大腿骨髄腔内に固定します．ステムには金属製の骨頭がはめ込まれます．寛骨臼側はソケットを臼蓋に設置し，スクリューなどで骨盤に固定します．ソケットの内側に超高分子ポリエチレン製のライナーをはめ込み，このライナーと金属性骨頭との間を摺動面として人工股関節は動くことになります（図7）．ステムやソケットの骨への固定には骨セメントを用いることもあります（コラム❹）．

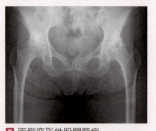

末期の両側変形性股関節症（a：71歳）で，71歳時に右，77歳時に左の人工股関節置換術を行った（b：77歳術前，c：術後）．

a 両側変形性股関節症

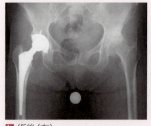

b 術後（右）

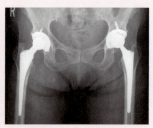

c 術後（左）

図6 人工股関節置換術（女性）

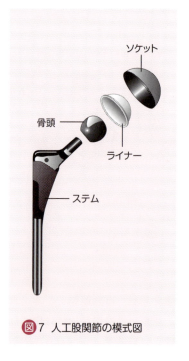

図7 人工股関節の模式図

コラム❹ 人工関節と骨の間の固定

大腿骨側のステムは，骨髄腔に一致した形態をしており，ここに押し込まれて固定されます．さらに固定力を増すために，ステムの金属表面を多孔質にしたり（porous coatingという），ハイドロキシアパタイトという物質を表面に加えることも行われています．骨盤側のソケットはスクリューなどで固定されます．ステム，ソケットいずれも，骨セメントを用いて骨に固定することもでき，高齢で骨萎縮の強い患者などを中心に用いられています．ステムの固定に骨セメントを用い，ソケットの固定には用いない方法をハイブリッド型人工股関節置換術と呼んでいます．

近年は皮膚切開と筋肉の剥離を最小限にして，外科的侵襲の少ない手術を行うことにより，手術後の疼痛を少なくしリハビリテーションの進行をスムーズに行うための最小侵襲手術（MIS：minimally invasive surgery）が一部の施設で行われています．MISでは皮膚切開は従来の20cm程度から10cm以下になります．また皮膚切開だけでなく筋肉の剥離も少なく，術後の疼痛が少ないこともあってリハビリテーションがスムーズに進むといわれています．

人工股関節手術には，いくつかの合併症が知られています．下肢深部静脈血栓症と肺梗塞は，他の骨盤や下肢の手術と同様に人工関節置換術でもリスクが高く，十分な予防策が必要です．人工股関節の脱臼は，術後2か月ほどの間に多い合併症で，その予防には脱臼しやすい肢位をとらないように患者に指導することが大切です．脱臼しやすい肢位は手術のアプローチ（股関節への進入法）により異なります．後方アプローチでは股関節屈曲・内転・内旋位で後方に脱臼しやすく，前方アプローチでは伸展・内転・外旋位で前方に脱臼しやすくなります．術後感染の頻度は1%以下ですが，いったん生じると治療がとても困難です．人工股関節の弛みは，大腿骨側のステム周囲，寛骨臼側のソケット周囲のいずれにも生じます．弛みの原因には，手術における人工股関節の不正確な設置，ライナーのポリエチレンの磨耗による非感染性の骨溶解，感染などがあります（コラム❺）．弛みにより疼痛を生じた場合には，人工股関節再置換術が必要になります（図8）．また磨耗によるポリエチレンライナーの破損などを生じた場合にも，人工股関節の再置換術が必要になります．

変形性股関節症の予防

先天性股関節脱臼の手術後などで，臼蓋形成不全が残存した場合には，将来の変形性股関節症発症のリスクを最小限にするために，幼児期・学童期にSalter手術，Pemberton手術などの臼蓋形成術を行います．二次性変形性股関節症の原因となりうる他の疾患（例えばペルテス病，大腿骨頭すべり症）では，できるだけ正常に近い股関節形態を残すための治療を行い，変形性股関節症の発症を予防します．例えばペルテス病では大腿骨頭の修復が不十分であると臼蓋との適合性が不十分で50歳代までに変形性股関節症を発症するリスクが高いとされており，骨頭の形態をできるだけ修復し，股関節の適合性を保つためのcontainment treatmentが推奨されています．

コラム ❺　人工股関節の弛み

かつては，人工股関節の弛みの原因は骨セメントにあると考えられていました．しかし骨セメントを用いない手術でも弛みを生じることが明らかになり，その後の研究から主たる原因は，金属骨頭とライナーからなる摺動面より生じるポリエチレンの磨耗粉であることがわかりました．この磨耗粉はマクロファージに貪食され，ここから産生されるサイトカインが破骨細胞を刺激して骨溶解が生じると考えられています．これを避けるために，摺動面を金属同士にしたり，セラミックスを用いるなどの試みがありますが，発癌性や破損などの問題は解決されていません．

変形性股関節症とは

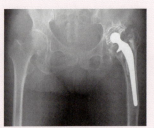
a 左人工股関節術後の弛み

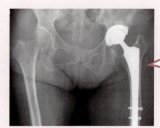
b 再置換術術後

図8 人工股関節再置換術

51歳時に行われた左人工股関節置換術で,カップ周囲,大腿骨ステム周囲に弛みを生じたため(a),73歳時に再置換術を行った(b).

　前股関節症では,変形性股関節症による症状発現を予防するための保存的治療が行われますが,この内容は前項の「保存的治療」に記載した部分と同じになります.つまり,股関節痛の発生を恐れて過度に運動を制限するのではなく,活動性を維持し,筋力を保つことにより股関節の安定性を得て,疼痛の発生を予防することが重要です.

文　献

1)高取吉雄:変形性股関節症. 整形外科クルズス, 第4版, 南江堂, 2003, pp550-555.

(芳賀信彦)

鈴木さんの その後

　鈴木さんがご主人と大学病院を受診すると，整形外科の先生よりレントゲン写真を見ながら，進行期の変形性股関節症であるとの診断を伝えられました．鈴木さんは手術が必要と言われるのを心配していましたが，主治医の先生は今まで運動療法を試していないことから，まず運動を始めること，体重を少し減らすこと，痛みが強い場合は杖をつくことを勧めてくれました．運動と言われても何十年も本格的な運動をしていません．主治医の先生から依頼を受けた理学療法士から，お尻の筋肉を鍛える運動を教えてもらい，できるだけ毎日行うようにしました．運動については何をやったらよいのか全くわかりませんでしたが，ダイエットを兼ねて水泳を始めることにしました．杖をつくのは恥ずかしいので試しませんでしたが，週に2回，市民プールで水泳を始めてから，体重が減ってくるとともに少しずつ痛みが減ってきました．

　その後約4年間，半年に1回大学病院を受診し診察を受けていました．股関節の痛みも一時は落ち着いていましたが，なかなか運動も長続きしません．痛みがまた強くなり，主治医の先生は人工股関節置換術を勧めるようになりました．手術には不安がありましたが，あと30年くらいは生きるつもりでしたし，その間を痛みに悩まされずに過ごしたいという思いが強くなり，思い切って手術を受けることにしました．

　手術の前日に入院すると，担当の理学療法士が病室に来て，診察をするとともに手術後のリハビリテーションの流れを教えてくれました．特に人工股関節手術後の脱臼については詳しく説明を受け，どのような姿勢を避けるべきかを丁寧に教えてくれました．また杖をついて歩く練習も少ししました．翌日の手術は全身麻酔と硬膜外麻酔の併用で，2時間半ほどで終わりました．痛みは多少ありましたが，手術翌日には理学療法士がついて立つ練習をしてくれました．さらに翌日には歩く練習も始まりました．こんなに早くから体重をかけて大丈夫か心配でしたが，以前あった股関節の痛みはあまり感じられず，日が経つにつれて体重をかけて歩くことができるようになりました．その後順調にリハビリテーションが進み，T字杖と呼ばれる杖1本で歩けるようになり，手術後約2週間で退院になりました．

07 変形性股関節症

Another Case

　鈴木さんは人工股関節置換術を受けましたが，50歳代では人工股関節置換術，骨切り術のいずれかを選択するかについて判断が分かれます．人工股関節術の耐用年数は20年前後であり，弛みなどにより再置換術を必要とする可能性が今後出てきます．一方，骨切り術は前〜初期の股関節症に適応があり，鈴木さんのような進行期の股関節症では，年齢が若い場合に適応になります．しかし，活動性が高い場合には，今の時点で骨切り術を行ってできるだけ変形性股関節症の進行を遅らせ，人工股関節置換術を行うのを先延ばしにする，という考えも十分に成り立ちます．

MEMO

08 変形性膝関節症

　65歳の佐々木明子さん（仮名）はもともと運動があまり好きでなかったこともあり，40歳くらいから少しずつ太ってきました．ダイエットを試みることもありましたが，長続きしたことはありません．今のBMI（ボディマス指数）は27で，かかりつけの内科医からは糖尿病や動脈硬化の可能性があるので体重のコントロールを心掛けるようにといつも言われています．

　5年ほど前からは，膝の痛みを自覚するようになりました．当初は椅子から立ち上がる時に痛い程度でしたが，3年ほど前からは歩いていても痛みがあり，また正座もしにくくなってきたために，近所の整形外科に通っています．整形外科では湿布薬，飲み薬のほか，何度か膝に注射を打ってもらったことがあります．注射を打つ時には膝の中の水を抜いてから薬を入れます．数日は痛みが楽になりますが，なかなか痛みはすっきりしません．最近は左膝の痛みが強くなって，外出するのがおっくうになってきました．歩きすぎると右膝も痛くなります．

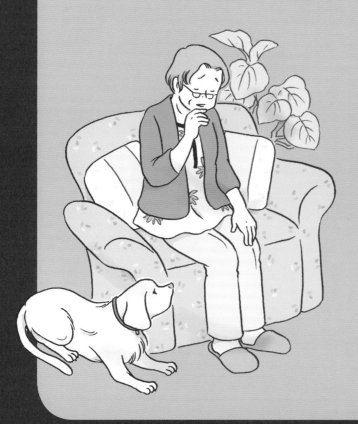

　先月，いつもの整形外科を受診した際に久しぶりにレントゲン写真を撮ったところ，左膝の軟骨のすき間が以前に比べて狭くなり，O脚の程度も進んでいました．整形外科の先生からは，このまま薬や注射で様子をみてもよいが，痛みをしっかり取り除くためには手術を考えたほうがよいと言われました．そこで，紹介状をもらって総合病院の整形外科を受診することにしました．

変形性膝関節症とは？

どんな人がなりやすいですか

変形性膝関節症は，様々な原因により膝関節の関節軟骨が変性し膝関節痛を生じる疾患で，女性に多いことが知られています．疫学調査によると，X線検査で変形性膝関節症の所見を示す割合は40歳以降，年齢とともに増加し，60歳代では男性20〜30%：女性30〜50%，70歳代では男性40〜50%：女性60〜70%，80歳代では男性50〜60%：女性80%程度とされています（図1）．これは欧米の報告に比べてもほぼ同等です．

どんな病態ですか

変形性膝関節症は，一次性と二次性に分類されます（表1）．一次性は解剖学的異常を伴わず，加齢に伴って関節軟骨に退行性変性が生じて発症するもので，変形性膝関節症の大部分を占めています．一次性の発症には，肥満や下肢のアライメント（コラム❶），職業，遺伝，生活環境などが関係しているとされています（コラム❷）．二次性変形性膝関節症の原因は表1に示すように様々ですが，なかで

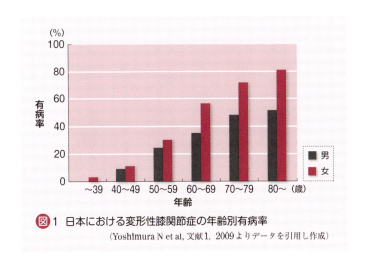

図1 日本における変形性膝関節症の年齢別有病率
（Yoshimura N et al, 文献1, 2009よりデータを引用し作成）

一次性		加齢による退行性変化に肥満，下肢アライメント，職業，遺伝，生活環境などが関係
二次性	炎症性疾患	関節リウマチ，化膿性関節炎
	腫瘍性疾患	滑膜性骨軟骨腫症，色素性絨毛結節性滑膜炎
	外傷	靱帯損傷，半月板損傷，骨折
	壊死性疾患	大腿骨顆部壊死
	その他	神経病性関節症，骨系統疾患，代謝・内分泌疾患

表1 変形性膝関節症の原因による分類

変形性膝関節症とは

も外傷を原因とするものが多くを占めます.

変形性膝関節症では,関節軟骨の表面は光沢を失い,毛羽立ちや亀裂を生じ,弾力性を失い,徐々に菲薄化します.さらに半月板にも器質の喪失,変性断裂といった変化が生じます.また軟骨下骨の硬化や骨棘も生じます.

主たる臨床症状は,膝関節痛と関節可動域制限です.膝関節痛は,当初は運動の開始時,椅子からの立ち上がり動作や階段を降りる時に訴えることが多いですが,やがて歩行時の持続した痛み,安静時の痛みへと進行していきます.関節可動域は屈曲・伸展ともに減少し,正座ができないことが主訴になる場合もあります.膝関節に関節液が過剰に貯留すると痛みを生じ,可動域が制限されます.関節軟骨の変性が関節の内側あるいは外側に偏在すると,それぞれ内反膝変形・外反膝変形を呈します.内反膝変形が強くなると,荷重時に膝が外側に動揺する側方動揺性(lateral thrust)が出現します.また,大腿四頭筋など膝関節周囲の筋肉は萎縮し,筋力も低下します.

下肢のアライメントとは

アライメントとは,配列のことであり,下肢のアライメントとは通常,大腿骨と下腿骨の配列のことを示します.アライメントは3次元的なものであり,通常,前額面,矢状面,横断面に分けて評価します.膝関節の内反や外反は前額面での変形です.正常では股関節中心と足関節中心(または踵接地部)を結ぶ直線(機能軸:ミクリッツ線とも呼びます)は,膝関節の中心から内外側1cmの範囲内を通ります.このため,膝関節の内側と外側に均等な荷重がかかることになります.大腿骨軸と脛骨軸の外側の角度を大腿脛骨角(femorotibial angle:FTA)と呼び,正常では175〜178°程度です.内反膝では機能軸が膝関節中心の内側を通り,FTAの値が大きくなります.

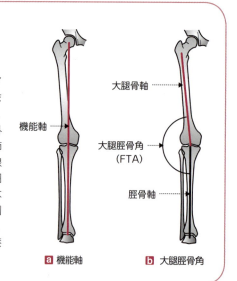

ａ 機能軸　　ｂ 大腿脛骨角

一次性変形性膝関節症に関連する因子

一次性変形性膝関節症に関連する様々な因子の疫学的研究があります.代表的な因子は肥満であり,これは膝関節にかかる荷重の大きさから当然です.しかし肥満だけではなく,高血圧,耐糖能異常,脂質代謝異常といったメタボリック症候群と関係する因子がいずれも変形性膝関節症に関係するとの報告もあり,メタボリック症候群そのものが,あるいはこれと関係する運動不足が関係している可能性があります.職業については,農業,林業など,ひざまずいたり膝の屈伸を伴う仕事に変形性膝関節症が多いことがわかっています.

どのように診断されますか

変形性膝関節症の診断は，臨床所見と画像検査により行います．臨床所見として，関節可動域制限と関節運動に伴う「れき音」や疼痛の増強，膝関節の圧痛や腫脹があり，進行すると膝関節の変形が外見上明らかになります．画像検査の基本は単純X線で，関節裂隙の狭小化，軟骨下骨の硬化，骨棘形成などがあります（図2）．変形は，大腿脛骨関節に主に生じる場合と，膝蓋大腿関節に主に生じるものがあります．前者ではほとんどの場合，内側の大腿脛骨関節に主な病変があり，膝関節の内反変形を示します（内反型）．後者は主に外側の膝蓋大腿関節に主な病変があり，反復性膝蓋骨脱臼などから生じると考えられています．

変形性膝関節症の進行度分類として，Kellgren-Lawrence分類と北大分類が広く使われています（表2）．いずれも進行すると

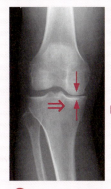 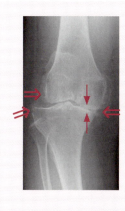

a 変形は比較的軽度で，内側の関節裂隙が狭小化し（→），軟骨下骨にわずかな硬化像を認める（⇒）．

b 変形は重度で，関節裂隙は一部でほぼ消失し（→），骨棘形成も認めるとともに（⇒），大腿骨に対して脛骨が外側に偏位している．

図2 変形性膝関節症のX線像

Kellgren-Lawrence分類				
Grade	関節裂隙狭小化	骨棘形成	硬化像	骨輪郭の変形
0	なし	なし	なし	なし
I	疑いあり	可能性あり	なし	なし
II	可能性あり	明確	なし	なし
III	明確	中等度で複数	ある程度	可能性あり
IV	著明	巨大	重度	明確

北大分類		
進行度	骨棘または硬化像	関節裂隙狭小化
0	なし	なし
I	あり	なし
II	あり	あり（関節裂隙は中央部で6mm未満3mm以上）
III	あり	あり（関節裂隙は中央部で3mm未満）
IV	あり	関節裂隙消失（骨接触）
V	あり	骨陥凹，破壊

表2 変形性膝関節症の進行度分類

変形性膝関節症とは

ともに関節裂隙の狭小化が著明になり，骨棘や骨硬化を伴うようになります．

どんな治療が行われますか

変形性膝関節症に対しては，年齢，症状，病期などを参考に，保存的治療，手術的治療のいずれかが選択されます．手術的治療の主体は骨切り術と人工膝関節置換術であり，他に関節鏡を用いた関節内洗浄などが行われることもあります．

①保存的治療

保存的治療として，生活指導，運動療法，物理療法，薬物療法，装具療法などが行われます．

生活指導には，ダイエットの指導，栄養や運動の指導，痛みを伴う動作を避けるような指導があります．運動療法の中心は，膝関節周囲の筋，特に大腿四頭筋とハムストリングの筋力強化です．等張性運動では痛みを伴うことがあり，等尺性運動であるstraight leg raisingが広く行われています（図3）．このほか，ストレッチやウォーキングも行われます．物理療法としては，温熱療法，冷却療法，経皮的電気刺激，超音波治療などが行われます．薬物療法としては，非ステロイド性抗炎症薬の内服や外用薬，ヒアルロン酸やステロイドの関節内注射が行われます．コンドロイチンやグルコサミンの経口投与の効果については，様々な意見があります．

装具療法としては足底装具と膝装具が用いられます．足底装具は膝変形の程度が比較的軽い患者さんが対象であり，外側ウェッジ（楔状板）を後足部に用いることにより機能軸を外側に移動し，膝関節内側への荷重の集中を

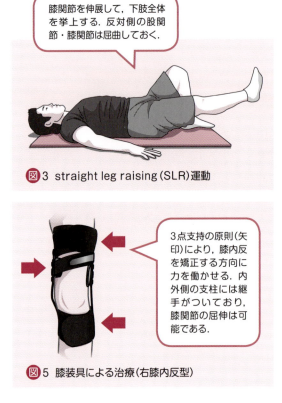

図3 straight leg raising (SLR)運動
膝関節を伸展して，下肢全体を挙上する．反対側の股関節・膝関節は屈曲しておく．

図5 膝装具による治療（右膝内反型）
3点支持の原則（矢印）により，膝内反を矯正する方向に力を働かせる．内外側の支柱には継手がついており，膝関節の屈伸は可能である．

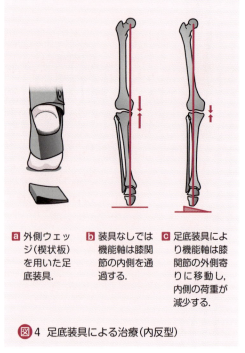

図4 足底装具による治療（内反型）
ⓐ 外側ウェッジ（楔状板）を用いた足底装具．
ⓑ 装具なしでは機能軸は膝関節の内側を通過する．
ⓒ 足底装具により機能軸は膝関節の外側寄りに移動し，内側の荷重が減少する．

軽減します(図4).膝装具には様々な種類がありますが,膝関節の内外側に支柱があり,3点支持の原則により関節変形を矯正する方向に力を働かせ,疼痛を軽減します(図5).

② 骨切り術

内反型の変形性膝関節症に対して高位脛骨骨切り術が行われます.適応は内側に病変が限定している症例で,病変がある程度進行していても行われることがあります.特に人工膝関節置換術の適応とならない若年者に対して行われることが多いです.この手術では,脛骨粗面の近位で骨切りを行い,正常よりもわずかに外反位に矯正し,内固定または創外固定を行います.これにより機能軸は膝関節の外側を通るようになり,膝関節内側の荷重が減少することにより痛みが軽減します(図6,コラム❸).術後は,骨癒合の状況に応じて荷重を徐々に増やしていく必要があります.

③ 人工膝関節置換術

人工膝関節置換術には,人工膝関節全置換術(total knee arthroplasty:TKA)と人工膝単顆置換術(unicompartmental knee arthroplasty:UKA)の2種類があります.TKAは大腿骨側,脛骨側の全関節面をチタンやコバルトなどの金属合金で置換し,脛骨と必要な場合は膝蓋骨の摺動面に高分子ポリエチレンを設置するもので,変形や屈曲拘縮が強い場合でもこれを矯正することができます(図7,8).また,術後早期の荷重が可能で,社会復帰が早いというメリットもありますが,術後の膝関節屈曲はある程度制限されます.膝蓋大腿関節に関節症がある場合には,膝蓋骨の関節面も人工物に置換します.

UKAは,内側型では内側,外側型では外側の大腿骨顆と脛骨顆を人工物で置換するもので,高位脛骨骨切り術と比べて術後の早期荷重が可能であるというメリットがあります(図9).

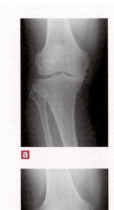
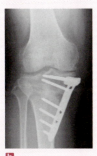
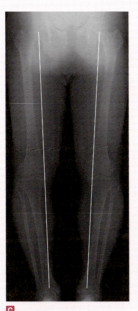
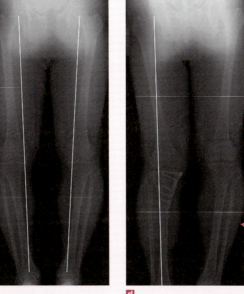

図6 高位脛骨骨切り術(67歳,男性)

内側型の変形性膝関節症に対し,高位脛骨骨切り術(opening wedge osteotomy)を行い,プレート・スクリューによる内固定を行った(a, b).術前に膝関節の内側を通っていた機能軸は,やや外側を通過するようになった(c, d).

変形性膝関節症とは

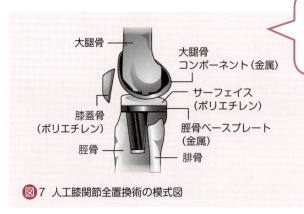

大腿骨側，脛骨側の全関節面を金属で置換し，脛骨と必要な場合は膝蓋骨の摺動面にポリエチレンを設置する．

図7 人工膝関節全置換術の模式図

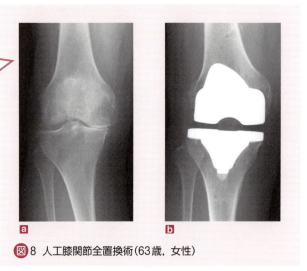

内側型の変形性膝関節症(a)に対し，人工膝関節全置換術を行った(b)．内反膝も矯正されている．

図8 人工膝関節全置換術（63歳，女性）

コラム 3　closing wedge osteotomy と opening wedge osteotomy

　変形を矯正する骨切りの方法にはいくつかの種類があり，なかでもclosing wedge osteotomy（閉鎖式楔状骨切り術）とopening wedge osteotomy（開大式楔状骨切り術）が代表的です．高位脛骨骨切り術において，closing wedge osteotomy（図a）は外側から楔状の骨を切除して骨切り面を合わせて固定しますので，腓骨の切除が必要で，わずかですが脚短縮を生じます．一方で骨癒合は良好で，強い変形も矯正できるという利点があります．opening wedge osteotomy（図b）は内側から直線状の骨切りを行い，その間隙を楔状に広げて腸骨や人工骨を移植して固定しますので，腓骨の骨切りは不要で，脚短縮も生じません．しかし，軟部組織の緊張のために矯正できる変形の程度は限られ，また骨癒合に時間がかかります．

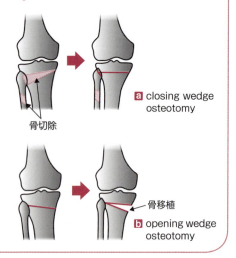

a closing wedge osteotomy
骨切除

b opening wedge osteotomy
骨移植

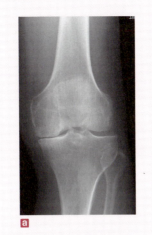 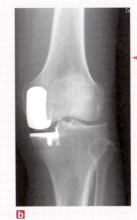

内側型の変形性膝関節症(a)に対し,人工膝単顆置換術を行った(b).膝の内反変形は減少している.

図9 人工膝単顆置換術(63歳,男性)

　人工膝関節置換術は,耐久性やそれに伴う再置換術の可能性を考え,通常は60歳以降に行われますが,近年の長期成績は良くなっており,90％以上の症例で術後20年以上の耐久性を認めます.人工膝関節の骨への固定方法には,骨セメントを用いる方法と用いない方法があります.特に脛骨側では骨セメントを用いることが多いです.人工膝関節置換術の合併症としては,周囲の骨折,人工関節の弛みや破損,感染などがあり,慎重な手術と術後のリハビリテーションが必要になります.

文 献

1) Yoshimura N, et al : Prevalence of knee osteoarthritis, lumbar spondylosis, and osteoporosis in Japanese men and women : the research on osteoarthritis/osteoporosis against disability study. J Bone Miner Metab 27 : 620-628, 2009.

（芳賀信彦）

変形性膝関節症とは

佐々木さんの その後

　佐々木さんが総合病院の整形外科を受診すると，先生から左膝の人工膝関節全置換術を勧められました．佐々木さんは，人工関節は耐久性に問題があり，一生の間に何度も手術を繰り返さないといけない，と友人に聞いていましたが，先生の話では通常の使い方をする限り，20年以上もつ可能性が高いとのことでした．早く痛みから解放されて，趣味の温泉旅行にも行きたいと日頃から考えていましたので，思い切って手術を受けることにしました．しかし整形外科の先生からは，手術をしてもダイエットが大事であり，ダイエットをしないと右膝もいずれ悪くなる，と念を押されました．

　手術の前々日に入院すると，担当の理学療法士が病室に来て，診察をするとともに手術後のリハビリの流れを教えてくれました．特に膝の周りの筋力を落とさないこと，膝関節の動く範囲を手術後に頑張って広げることが大事らしく，手術後には器械を使ったリハビリもするとのことでした．

　手術は2時間ほどで終わり，輸血も必要ありませんでした．痛みは多少ありましたが，手術翌日には理学療法士が病室に来てくれ，手術前に習っていた膝を伸ばしたまま筋肉を鍛える練習が始まりました．さらに翌日には，ドレーンと呼ばれる管が抜けて，CPMという器械を使って膝の曲げ伸ばしの練習が始まりました．これは午前，午後とも2時間ずつ，ゆっくりと器械が膝を動かしてくれるもので，ほとんど痛みを感じずに行うことができ，徐々に曲げる角度を増やしていきました．また，3日目からは少しずつ歩く練習が始まり，歩行が安定し，膝も100°程度曲がるようになったため，無事に退院することができました．入院期間はちょうど3週間でした．

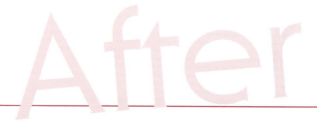

🧍 Another Case

　佐々木さんは人工膝関節全置換術を受けましたが，膝の外側半分がきれいに残っており，しかも関節の動きが良ければ，高位脛骨骨切り術を勧められる場合もあります．骨切り術では骨がしっかりと癒合するまで十分に体重をかけることができないため，リハビリテーションの進み方は人工関節置換術に比べ遅くなります．しかし，感染や弛みといった合併症は少ないため，65歳の佐々木さんでもメリットが大きいかもしれません．

骨端症

　骨端症とは文字通り，主に管状骨の端（骨端部）の骨変化を伴う疾患の総称です．子どもの骨が成長する際に，何らかの原因でそれまで正常であった骨や軟骨の形成が乱れるのですが，原因には，血流障害，外的ストレスなどがあり，原因がはっきりしない場合も多くあります．

　骨端症は，報告者の名前が病名になっていることが多く（表1），共通する症状は痛みで，隣接する関節の可動域が制限されることもあります．好発年齢は疾患により異なります．ここでは代表的な疾患について解説します．

ペルテス病（Legg-Calvé-Perthes病）

　大腿骨近位骨端部の骨端症で，血流障害による無腐性壊死と考えられています．6〜8歳をピークとする男児に多く発症し，約10%の患者は両側に発症します．股関節に炎症を生じるため股関節から大腿部前面の痛みや跛行で初発しますが，炎症が収まると跛行と可動域制限が残ります．

　診断には画像検査が有用です．初期のX線検査では骨端部の骨硬化が見られ，徐々に骨頭は分節化し陥没します（図1a）．この後，壊死した骨は数年かけて新生骨に置き換わり，同時に変形した骨頭と臼蓋が適合してきます．

　治療法は患者の状態や施設の考え方により多様ですが，発症年齢が若く壊死範囲が少ない場合は予後が良好であり，無治療で経過観察することもあります．それ以外では装具治療か手術を行います（図1b，c）．

	部位	病名
下肢	大腿骨近位骨端	Legg-Calvé-Perthes病，または単にPerthes病
	膝蓋骨下極（膝蓋腱起始部）	Sinding-Larsen-Johansson病
	脛骨結節（膝蓋腱付着部）	Osgood-Schlatter病，または単にOsgood病
	脛骨近位骨端	Blount病
	踵骨	Sever病
	足舟状骨	第一Köhler病，または単にKöhler病
	中足骨頭（第2, 3, 4）	Freiberg病，または第二Köhler病
上肢	上腕骨小頭	Panner病
	手月状骨	Kienböck病*
	手舟状骨	Preiser病*
体幹	脊椎椎体終板	Scheuermann病
	坐骨恥骨連結部	van Neck病

＊Kienböck病，Preiser病は成人に生じることが多い手根骨の骨壊死であり，骨端症に含めないこともある．

表1 代表的な骨端症の部位と病名

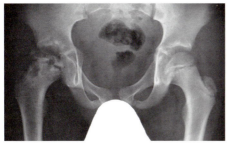

a 9歳発症時，骨端部から骨幹端部にかけての壊死像

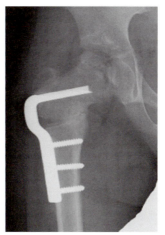

b 内反骨切り術後

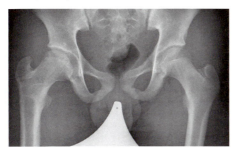

c 4年後，壊死した骨が修復され骨頭と臼蓋が適合している

図1 右ペルテス病のX線像

オスグッド病（Osgood-Schlatter病）

　膝蓋靱帯の付着部である脛骨結節の骨端症です．思春期の男児に多く，特に運動時に脛骨結節部の痛みがあり，この部分が腫脹・膨隆することもあります．膝蓋靱帯による繰り返す牽引力が病因と考えられています．X線像では脛骨結節部の分節化をみることがあります．治療は疼痛時の運動制限，消炎鎮痛剤の投与，装具の装着であり，ほとんどの症例で数か月から数年で症状は消失します．

ケーラー病（Köhler病）

　足の舟状骨に生じる骨端症です．歩行時の足部痛や運動時痛で発症し，舟状骨部に圧痛を認めます．X線では舟状骨の輪郭が不整になり扁平化しますが（図2a），この異常像は2年程の経過で修復されます（図2b）．痛みが強い場合は歩行や運動を制限し，足の内側縦アーチ（土踏まず）を保持する足底装具を用いることがあります．予後は良好で，数か月から2年で症状は消失します．

（芳賀信彦）

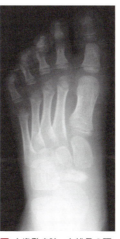 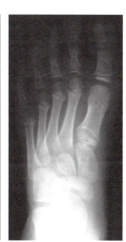

a 4歳発症時，舟状骨の硬化，扁平化　**b** 2年後，舟状骨の形態はほぼ回復

図2 ケーラー病のX線像

09 関節リウマチ

　52歳の林ひとみさん（仮名）は関節リウマチの患者さんです．38歳でリウマチを発症して以来，ずっと薬による治療を受けています．5年前には左膝の人工関節置換術を受けましたが，いまも近所であれば歩いて外出することができます．しかし肘や手の痛みが特に朝方に強く，身の回りの動作に不自由することが多くなってきました．特に手の指はここ数年徐々に変形が進んできており，いつか手術が必要になるかもしれないとかかりつけの整形外科の先生に言われています．最近薬の種類を変えてみましたが，特に左手首の腫れと痛みには悩まされ続けています．

　1か月ほど前から左手の小指を伸ばしにくい感じがしていましたが，先週，薬指もしっかり伸ばせないことに気が付きました．そこで，診察の予定は来月ですが，かかりつけの整形外科の先生にかかってみることにしました．すると，指を伸ばす腱が擦り切れているので，手術が必要と言われました．もともと指の変形もあり，手術を受けることでどれだけ良い状態になるのか不安もありましたが，紹介状をもらい，リウマチの患者さんが多く通う専門病院の整形外科を受診することになりました．

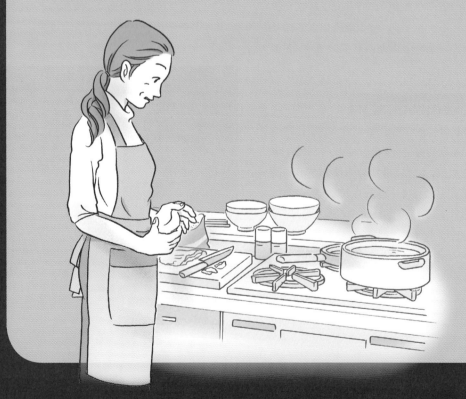

関節リウマチとは？

どんな人がなりやすいですか

関節リウマチは，多関節に関節炎を生じ疼痛を生じる進行性の炎症性疾患で，30〜50歳代の女性に好発することが知られています．平成17年に厚生労働省がまとめた患者調査によると，関節リウマチの推計患者数は男性6.4万人，女性25.3万人で合計31.7万人でした．しかし患者数はもっと多く，100万人に近いという報告もあります．

どんな病態ですか

関節リウマチは免疫異常を背景に発症するとされますが，真の病因は不明です．関節では，滑膜に持続的な炎症を生じ，滑膜から分泌される蛋白分解系酵素の働きにより，関節軟骨が破壊されます．また，破骨細胞が活性化されて，骨の破壊を生じ，関節の変形が進みます．滑膜の炎症は関節だけでなく，腱の周囲にある腱鞘滑膜にも生じます．

症状は，関節症状と関節外症状に分けられます．関節症状は，手指の近位指節間関節（PIP：proximal interphalangeal joint），中手指節関節（MP：metacarpophalangeal joint），遠位指節間関節（DIP：distal interphalangeal joint），手関節（図1），膝関節（図2），肩関節，足関節に好発します．関節症状で特徴的なのは，朝のこわばりです．これは起床時に手指などが動かしにくく，時間経過とともに徐々に動かせるようになっていくもので，左右対称に生じることが多いようです．これ以外の関節症状には，腫脹や疼痛，可動域制限，動揺性，変形があります．

変形にも関節リウマチに特徴的なものがあり，手指では尺側偏位（図3），ボタン穴変形，

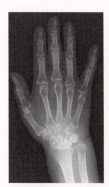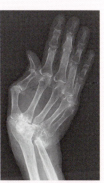

a 73歳時，PIP関節と手根骨周囲に関節裂隙の狭小化がある．
b 80歳時，手根骨と尺骨頭の破壊のため手関節変形が目立つ．母指の変形も出現している．

図1　手の病変の進行（女性）

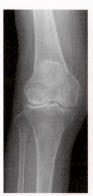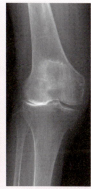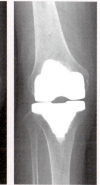

a 77歳時，関節裂隙の狭小化がある．
b 83歳時，外側関節裂隙の狭小化が進行し，外反膝となり，疼痛が強くなった．
c 人工膝関節置換術が行われた．膝のアライメントは改善している．

図2　膝の病変の進行と治療（女性）

白鳥のくび（swan-neck）変形（図4）（コラム❶），足では外反母趾や開張足（図5）が有名です．

関節外症状には，疲労感，発熱などの全身症状のほか，皮膚症状としてのリウマトイド結節，強膜炎などの眼合併症，間質性肺炎などの呼吸器合併症，貧血などの血液障害，アミロイドーシスや薬剤による腎障害，活動性低下や薬剤による骨粗鬆症などがあります．

前述のように腱鞘滑膜に炎症を生じ，手関節では手指伸筋腱の腱鞘滑膜炎に遠位橈尺関節の不安定性も加わるため，腱断裂を起こし手指の伸展ができなくなることがあります．また脊椎では，特に環軸椎の病変が問題になります．軸椎歯突起の破壊や横靱帯の弛緩により，環軸椎の前方脱臼（図6）や垂直性脱臼が生じ，後頭部痛や脊髄麻痺を呈することがあります．

以上の症状は，薬物治療などによる病勢のコントロールが不十分であると年単位で進行し，罹患関節も増えていきます．このためADLの低下が進みます．

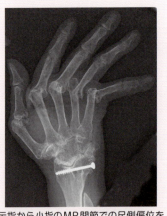

図3 尺側偏位（71歳，女性）
示指から小指のMP関節での尺側偏位を示す．手関節形成術を以前に受けている．

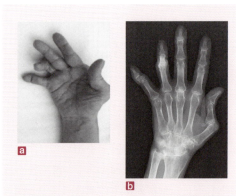

図4 様々な手指の変形（a）とX線像（b）（60歳，女性）
母指のZ変形，環指のボタン穴変形，小指の白鳥のくび変形を示す．

 コラム ❶　ボタン穴変形と白鳥のくび変形

ボタン穴変形はPIP関節屈曲，DIP関節過伸展を示す変形で，PIP関節の炎症が強いとその背側の伸筋腱が弛緩し，そこがボタンの穴のようになって腱の側方部分（lateral band）が屈側に偏位することにより生じます．

一方，白鳥のくび（swan-neck）変形は，MP関節屈曲，PIP関節過伸展，DIP関節屈曲を示す変形で，MP関節の炎症が強く同部の病的脱臼に伴って生じます．

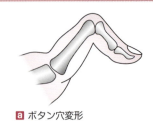

a ボタン穴変形

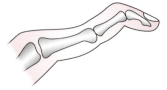

b 白鳥のくび変形

a b c 外反母趾，槌趾（第3～5趾のPIP関節屈曲），開張扁平足（中足骨の遠位が広がり横アーチが低下）を認める．

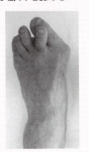
a

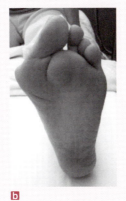
b

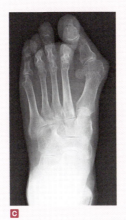
c

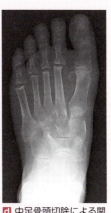
d 中足骨頭切除による関節形成術が行われた．

図5 足の変形と治療（65歳，女性）

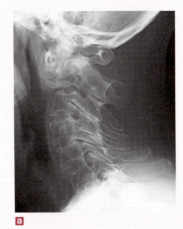
a

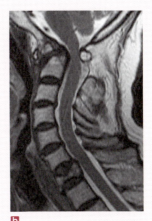
b

単純X線（a）では歯突起が破壊され，環椎が前方へ脱臼している．MRI（b）では同部での脊髄圧迫のほか，第7頚椎椎体の破壊と同部での脊髄圧迫も明らかである．

図6 環軸椎脱臼（80歳，女性）

どのように診断されますか

　関節リウマチの診断は，臨床症状，血液検査所見，画像所見に基づいて行います．近年は早期診断を念頭においたACR（米国リウマチ学会）/EULAR（欧州リウマチ学会）による2010年新分類が用いられています（表1）．リウマトイド因子は免疫グロブリンの一種であるIgGに対する自己抗体で，関節リウマチ以外の膠原病でも陽性になることがあり，また健常人の1～5％で陽性になるといわれています．抗CCP（シトルリン化ペプチド）抗体は関節リウマチの発症以前から陽性率が上昇することが知られており，早期発見に役立つとされています．画像検査としてかつてはX線検査が主に用いられていましたが，近年は超

関節リウマチとは

	スコア
A. 関節罹患	
1つの大関節	0
2～10の大関節	1
1～3の小関節（大関節の罹患を問わない）	2
4～10の小関節（大関節の罹患を問わない）	3
＞10の関節（少なくとも1つの小関節を含む）	5
B. 血清検査	
リウマトイド因子，抗CCP抗体とも陰性	0
リウマトイド因子，抗CCP抗体のいずれかが低値	2
リウマトイド因子，抗CCP抗体のいずれかが高値	3
C. 急性期反応物質	
CRP，赤沈とも正常	0
CRP，赤沈のいずれかが異常	1
D. 関節炎の持続期間	
＜6週間	0
≧6週間	1

表1　2010年 ACR/EULAR 関節リウマチ分類基準
①1関節以上の明確な臨床的滑膜炎（腫脹），②他の疾患では説明できない滑膜炎，をもつ患者を対象とし，表のA-Dのカテゴリーの合計点数が6/10以上のものを関節リウマチと診断する．

（Aletaha D et al，文献1，2010より引用改変）

病期分類

Stage I	X線像で骨破壊がない
Stage II	X線像で軟骨下骨の破壊か骨粗鬆があるが，変形はない
Stage III	X線像で骨破壊，骨粗鬆，関節変形がある
Stage IV	線維性または骨性強直がある

機能障害度分類

Class I	身体機能は完全で，不自由なしに普通の仕事がすべてできる
Class II	動作の際に1カ所以上の関節に苦痛や運動制限があるが，普通の生活なら何とかできる
Class III	普通の仕事や身の回りのことがわずかにできるか，あるいはほとんどできない
Class IV	寝たきり，あるいは車椅子に座ったきりで，身の回りのことは全くできない

表2　Steinbrockerの病期分類と機能障害度分類
（Steinbrocker O et al，文献2，1949より引用改変）

音波やMRIを用いて滑膜炎を診断することがあります．

　関節リウマチの病期や機能障害の程度を表すには，Steinbrocker分類が広く使われています（表2）．しかし，これらは4段階の評価法で細かい変化を反映しないため，近年はACRコア・セットやDAS28といった活動性評価法（コラム❷）も用いられています．

コラム❷　新しい活動性評価法

　薬物治療や手術法の進歩もあり，関節リウマチの活動性をより細かく評価する必要が生じてきています．その一つが米国リウマチ学会が提唱するACRコア・セットです．これは，圧痛関節数，腫脹関節数，患者による疼痛評価，患者による全般活動性評価，医師による全般活動性評価，患者による運動機能評価（modified Health Assessment Questionnaireなど），急性期反応物質（CRP，赤沈），X線などの画像診断を総合的に判断するものです．一方，欧州リウマチ学会はDAS28（Disease Activity Score 28）を提唱しており，これは28関節のなかの圧痛関節数，腫脹関節数，赤沈値，患者による全般的健康状態（Visual Analog Scaleで評価）を定まった計算式に当てはめるものです．

関節リウマチには，特殊なタイプがいくつかあります．手指を中心に骨吸収が急速に進行し関節動揺性が強くなるものをムチランス型と呼びます．ムチランス型では大関節の急速な破壊や頚椎病変を伴い，活動性が著しく障害されます．悪性関節リウマチは血管炎をはじめとする重篤な関節外症状を伴うもので，血管炎により下腿潰瘍，指趾の壊疽，末梢神経炎，間質性肺炎，心嚢炎などを生じます．若年性特発性関節炎は，かつて若年性関節リウマチと呼ばれていたものを含む概念で，大きく全身型と関節型に分類されます．全身型は弛緩熱や皮疹，リンパ節腫大などを伴う関節炎で，スティル（Still）病とも呼ばれます．関節型には発症6か月以内に5カ所以上の関節が侵される多関節型と4カ所以内に限られる少関節型があります．

どんな治療が行われますか

関節リウマチの治療は，薬物治療，手術治療，装具治療を含むリハビリテーションから成り立ち，これらを個々の患者さんの状態に合わせて組み合わせることになります．また，これら以外に，病気の内容や生活上の注意点に関する教育も重要です．

(1) 薬物治療

関節リウマチに対しては，以下のような薬物が使用されます．

①**非ステロイド性抗炎症薬(nonsteroidal anti-inflammatory drugs：NSAIDs)**

関節痛や腫脹を軽減させるもので，なかでもCOX-2阻害薬は胃・十二指腸潰瘍などの副作用が少ないという特徴があります．

②**疾患修飾性抗リウマチ薬(disease-modifying antirheumatic drugs：DMARDs)**

関節リウマチの炎症を鎮静化させる目的で使用され，メトトレキサート，レフルノミドなどいくつかの種類があります．

③**副腎皮質ステロイド**

強い抗炎症効果をもちますが，易感染性，骨の脆弱化などの副作用があります．

④**生物学的製剤**

生物が産生した蛋白質を利用し，バイオテクノロジー技術を用いて開発された薬剤で，

コラム 3　遠位橈尺関節障害に対する Sauve-Kapandji 手術

関節リウマチでは遠位橈尺関節障害による前腕回内外の可動域制限や疼痛が問題になることがあります．かつては尺骨頭を切除するDarrach法という手術が行われていましたが，手関節の不安定性や尺側偏位が問題になり，近年ではSauve-Kapandji手術が行われています（図）．これは遠位橈尺関節を固定し，その近位で尺骨の部分切除を行い，前腕の回内外を可能とするものです．関節リウマチでは手関節の滑膜切除術とあわせて行われます．

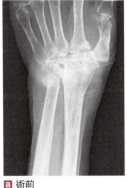 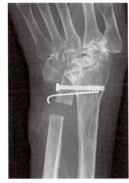

ⓐ 術前　　　　　ⓑ 術後

強い抗炎症作用と関節破壊の抑制効果をもつ注射薬です．肺炎や結核といった日和見感染に注意する必要があります．

(2)手術治療

手術治療には以下のようなものがあり，病変の部位と状態に応じて使い分けされます．

①滑膜切除術

薬物治療で鎮静化が得られない滑膜炎に対して，関節破壊を予防する目的で行われます．手関節，肘関節，膝関節で行われることの多い手術です．

②切除関節形成術

変形した関節の一部を切除するもので，中足骨頭切除術（図5c, d）などがあります．

③関節固定術

変形や不安定性による機能障害に対して行われるもので，除痛効果に優れますが，可動性を犠牲にするという欠点があります．関節固定術は，可動域を犠牲にすることによる能力低下が比較的少ない手関節や距骨下関節などで行われます（コラム❸）．

④人工関節置換術

人工関節置換術は，股関節（図7）や膝関節（図2）のほか，肩関節，肘関節，足関節，手指の関節でも行われます．

⑤腱手術

手関節背側で指伸筋腱の皮下断裂を生じることがあり，腱移行術や腱移植術が行われます．

(3)リハビリテーション

関節リウマチに対するリハビリテーションには，運動療法，物理療法，作業療法，装具治療などが含まれます．

関節炎が強く痛みを伴う時期には，関節を積極的に動かすことは控え，装具で関節を安

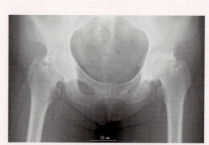
a 53歳時，両股関節の変形がある．

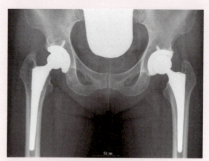
b 53歳時に右，55歳時に左の人工股関節全置換術を受けた．

図7 人工股関節全置換術

コラム ❹ 温熱療法

温熱療法は物理療法に含まれ，関節炎に対しては疼痛の緩和効果が期待できます．温熱療法には，赤外線照射，ホットパック，気泡浴，パラフィン浴，極超短波治療，超音波治療などがあります．極超短波は周波数2450MHzのマイクロ波を使用するもので，生体の深部組織を温めますが，金属を強く加熱するため，人工関節などの金属が体内に入っている患者に対する使用は禁忌となっており，関節リウマチの患者さんでは注意が必要です．

静に保ったり，温熱を中心とした物理療法（コラム❹）で疼痛の緩和を図ります．しかし，関節を全く動かさないことは関節の拘縮や筋力低下を進めますので，痛みのない範囲での自動または自動介助の関節可動域運動や，等尺性筋力強化運動を行います．

関節炎が落ち着いているが機能障害がある場合には，自動介助や他動の関節可動域運動や，状況に応じて等尺性以外の筋力強化運動も取り入れます．関節に負荷を加えないために，長軸方向に牽引力を加えながら運動をすることも大切です．

装具を製作する場合には，関節リウマチが多関節の機能障害を伴っていることを考慮して，装具の重量が他の関節に負荷にならないか，着脱に際して手関節や手指に負荷を与えないか，などを配慮する必要があります．関節リウマチでは手指を中心とした上肢の機能低下が日常生活動作を低下させるため，ペットボトルのオープナー，ドアノブ回し，リーチャーなどの自助具が有用です．

文献

1) Aletaha D, et al : 2010 rheumatoid arthritis classification criteria: an American College of Rheumatology/European League Against Rheumatism collaborative initiative. Ann Rheum Dis 69: 1580-1588, 2010.
2) Steinbrocker O, et al: Therapeutic criteria in rheumatoid arthritis. J Am Med Assoc 140: 659-662, 1949.

（芳賀信彦）

林さんの その後

　林さんが紹介された病院の整形外科を受診すると，レントゲン写真を撮ったうえで，やはり先生から手術を勧められました．かかりつけの先生は切れた腱をつなぐ手術が必要と話していましたが，ここの先生からは，擦り切れた腱をつなぐのは無理であり，隣の指の腱を使って指を伸ばせるようにする必要があること，手首の関節が大分痛んでいるので，同時に滑膜切除という手術を行ってこれ以上関節が壊れていくのを予防すること，また手首を返す運動が痛みのために困難になっているので，それに対する骨の手術を行うことを勧められました．

　手術は3週間後に行われました．手術は全身麻酔で行われ，2時間半ほどで終わりました．手術後，主治医の先生から手術の内容の説明を受けました．やはり指を伸ばす腱は擦り切れていて，他の腱を使って指を伸ばせるようにしたとのことです．指はシーネと呼ばれる当て木で固定されていましたが，翌週にはこれをはずしてリハビリを始めるとのことでした．

　翌週には，指にゴムをつなげるような装具でリハビリを始めました．作業療法室に行き，ゆっくりと自分の力で指を曲げ，力を抜いて指を伸ばす練習です．はじめはうまく曲がりませんでしたが，毎日リハビリを行うと少しずつ曲がる角度が増えてきました．リハビリを始めて2週間で，退院の許可が出て，あとは外来に週1回通いながらリハビリを続けることになりました．退院の2週間後には装具をはずす許可も出て，少しずつ指を伸ばすほうにも力を入れることになりました．その後1か月間リハビリに通いましたが，十分に指の曲げ伸ばしができ，コップなども握れるようになりましたので，リハビリは終了になりました．

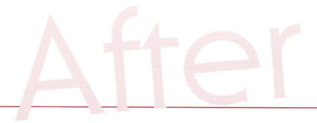

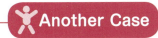**Another Case**

　林さんは手術を受けましたが，指を伸ばせなくても曲げることができれば困らないと言って，手術をしない患者さんもいます．しかし，関節リウマチで小指を伸ばす腱が切れた場合，その後薬指，中指と徐々に腱が切れることがあることがわかっており，早めに手術を受けて，林さんのように腱をつなぐだけでなく滑膜炎など腱が弱くなる原因を取り除くことが大切であるといわれています．

10 肩痛

徳井良介さん(仮名)は56歳の男性です．仕事は事務職で，毎週土日には趣味のテニスをして過ごしています．生来健康であり，医者に通ったことがないのが自慢です．

ところが，ある朝，起きると右肩が痛いことに気づきました．我慢できる痛みで，仕事もあるのでその日はそのまま会社に出かけましたが，仕事を終えて家に帰ると痛みが悪化し，スーツからTシャツに着替えるのに苦労しました．また，お風呂に入って髪の毛を洗うのに，肩の痛みがとても気になりました．

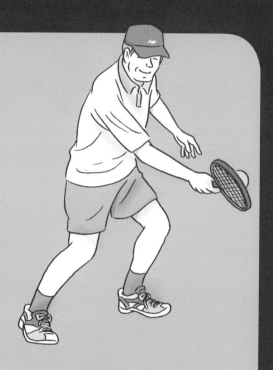

夜は肩が痛くてなかなか眠れません．肩を動かせば痛みが治るのではないかと思い，起き上がって肩を動かそうとしましたが，どの方向に動かすのも痛くてたまりません．仕方がないので，とりあえず市販の痛み止めを飲んで，翌朝治っていることを願いながらなんとか眠りにつくことができました．

しかし，翌朝になっても肩の痛みは治りません．医者にはかかりたくないと思っていましたが，週末のテニスをしたいので，仕方なく整形外科を受診することにしました．

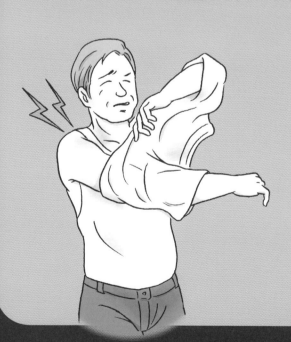

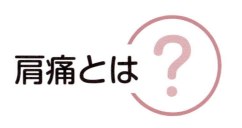

肩痛とは？

基礎知識

　肩痛はshoulder painと呼ばれ，肩関節およびその周辺の痛みを意味します．肩痛はわが国における慢性疾患として腰痛および頚部痛に次いで多く[1]，米国の統計では慢性関節痛を有する患者のうち，肩痛は膝痛に次いで2番目に多い愁訴と報告されています．肩痛を訴えて整形外科を受診する患者は多く，40歳以上の2.1〜3.2%に肩痛があるとの報告があります[2]．

　肩関節の痛みを理解するためには肩関節の解剖を知っておく必要があるため，まず肩関節の解剖について概説し，その後に肩痛のなかでも日常診療で遭遇しやすい肩関節周囲炎と腱板損傷について解説します．

肩関節の解剖と特徴

　肩甲帯（shoulder girdle）には，鎖骨，肩甲骨，上腕骨の3つの骨と，胸鎖関節，肩鎖関節，肩甲上腕関節の3つの解剖学的関節がありま

す．上腕骨は体表から大結節，小結節，結節間溝を触れることができ，大結節には棘上筋腱，棘下筋腱，小円筋腱が付着し，小結節には肩甲下筋腱が付着します（図1）．これらの上腕骨頭に付着する4つの筋肉を腱板と呼びます．

　腱板は，関節包を包むように存在し，①肩甲骨に対し上腕骨を回旋させる，②上腕骨頭を関節窩に押し付けることで肩関節運動の支点を作り，肩関節の運動を安定させる，③肩関節運動における筋バランスを提供する，という機能を担っています．結節間溝には上腕二頭筋長頭腱が存在しますが，骨性の溝に腱が走行しているため炎症を起こしやすい部分です．

　肩甲上腕関節は肩甲骨関節窩と上腕骨との間の関節で，解剖学的には球関節に分類されますが，関節窩は骨頭に対して非常に小さく，安定性は関節包，関節唇，関節上腕靱帯，烏口上腕靱帯，腱板などの軟部組織に依存しています．棘上筋腱と肩峰との間は肩峰下関節と呼ばれ，肩峰下滑液包があり肩峰下関節における関節腔の役割を果たしますが，狭いスペースで腱板が動く部分でもあり，ここも炎症を

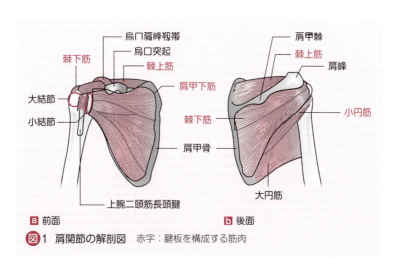

図1　肩関節の解剖図　　赤字：腱板を構成する筋肉
ⓐ 前面　　ⓑ 後面

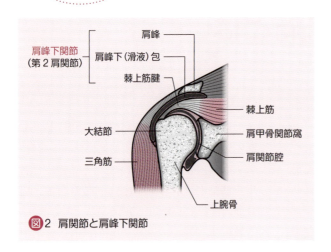

図2 肩関節と肩峰下関節

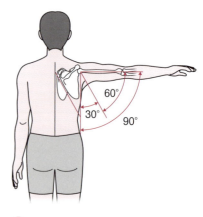

図3 上腕骨挙上と肩甲骨の動き

おこしやすいことが知られています(図2). また, 肩甲胸郭関節も機能的な関節で, 上肢を挙上するときには肩甲上腕関節と肩甲胸郭関節が2：1の割合で動くことが知られています(図3)[3].

肩関節は人間の体のなかで最も自由度が高い関節ですが, 前述のように安定性を軟部組織に依存しているため不安定であり, 最も脱臼しやすく, 逆に拘縮も起こしやすい関節といえます.

 どんな人がなりやすいですか

(1)肩関節周囲炎（いわゆる五十肩）

肩関節周囲炎とは, 広義には肩関節周辺に痛みを訴える場合につけられる病名であり, いわゆる五十肩や肩峰下滑液包炎, 上腕二頭筋長頭腱炎, 烏口突起炎, 腱板炎, 石灰性腱炎, 続発性の肩関節拘縮などが含まれます. 狭義の肩関節周囲炎とは, いわゆる五十肩または癒着性関節包炎のことであり, 欧米ではfrozen shoulder syndromeと呼ばれ, 特定の原因がなく肩関節に持続的な疼痛と自動・他動可動域の著しい低下を伴う状態と定義されています[4]. 人口の2％が罹患すると報告されており, 好発年齢は40～60歳で女性の頻度が高いとされています[5].

(2)腱板損傷

肩の疼痛の原因疾患として, 日常診療でよく遭遇します. 群馬県の山村における検診によれば, 画像検査では60歳代の住民の26％, 70歳代の46％, 80歳代の50％に腱板断裂があるといわれていますが[6], 完全断裂であっても無症候性のものが50～68％あるとの報告があります[7].

 どんな病態ですか

(1)肩関節周囲炎

発症の原因は明らかにはなっていませんが, 加齢による軟部組織（腱板や上腕二頭筋長頭腱など）の退行変性を基盤として, 肩峰下滑液包や肩甲上腕関節に炎症性病変を生じ, 関節包が短縮して肩甲上腕関節の可動域制限を生じると考えられています. 一般に外傷を伴わないことが多いのですが, 軽微な外傷や一時的な上肢の固定後に生じることがあります. 症状は疼痛と可動域制限であり, 肩だけでなく上腕や肘関節付近まで痛みを訴える患者も多いです. 夜間や寒冷時に疼痛を生じることが多く, 可動域制限は自動だけでなく他動的にもみられることが特徴です.

典型的な肩関節周囲炎の場合は, 急性期, 慢性期, 回復期の3つの病期が存在します.

急性期(freezing phase)は，発症してから拘縮が完成するまでの時期であり，激しい疼痛とともに可動域制限が進行します．運動時痛だけでなく，安静時にも疼痛があり，夜間に痛くて眠れない患者さんもいます．運動時痛のため自動運動が制限され，拘縮が進行していきます．慢性期(frozen phase)では拘縮が完成し，最終可動域付近での疼痛が特徴的です．回復期(thawing phase)では可動域が徐々に回復していきます．

(2)腱板損傷

肩の痛み，可動域制限，筋力低下，れき音などがみられます．軽度の痛みしかない場合や激しい痛みの場合があり，夜間痛を訴えることも多くあります．

理学所見としては，肩峰下滑液包の関節液貯留や，棘下筋筋腹の筋萎縮がみられます．大結節を触診すると腱の欠損が触知され，圧痛があります．腱板の厚み全層に及ぶ全層断裂と，一部にとどまる不全断裂があり，不全断裂は自然治癒することがありますが，完全断裂は自然に治癒することはありません．

若年者では外傷や投球動作のような繰り返す機械的刺激によって生じ，高齢者では変性により誘因なく，もしくは軽微な外傷で断裂します．

 どのように診断されますか

(1)肩関節周囲炎

狭義の肩関節周囲炎の場合，他動的にも全方向に可動域制限がみられることが重要なポイントになります．腱板断裂では，自動運動では可動域制限がみられる場合でも他動的には可動域が保たれることが知られています．また，肩が痛いという主訴で受診する患者が頚椎症性神経根症であることも多く，必要があればSpurling testを行います．稀に頚椎腫瘍や鎖骨上窩のリンパ節転移など，腫瘍性病変が肩の疼痛の原因になることもあるので，疑わしければ頚椎のMRI検査を行います．腱板断裂や肩峰下滑液包炎が疑われる場合は局所麻酔の注入により疼痛が消失するため，診断と治療をかねてしばしば局所麻酔薬とステロイドを肩峰下滑液包に注射します．石灰性腱炎の場合は，急激な疼痛で発症し，夜も眠れない痛みを訴えることが多く，石灰沈着部位に限定した強い圧痛が存在します．石灰性腱炎の場合も局所麻酔薬とステロイドの局所注入を行いますが，注射と非ステロイド性抗炎症薬(NSAIDs)の投与により劇的に症状が改善することが多いです．肩関節周囲炎の場合は，1回の注射で治癒することは稀であり，治癒するためには地道な運動療法や理学療法が必要になります．

肩関節の腫脹，熱感，発赤や全身の発熱を生じることはありませんので，これらがある場合は感染や偽痛風などを疑い，関節穿刺や採血検査を行います．

単純X線像では，上腕骨頭の萎縮がみられることがありますが，特異的な所見はありません．しかし，他の疾患を除外するために必要な検査です．石灰沈着があれば石灰性腱炎，また，溶骨像や造骨像があれば原発性骨腫瘍，転移性骨腫瘍や感染などを疑います．腱板損傷では，骨頭が上方に偏位することがあります．通常，肩関節周囲炎の場合は，単純X線像以外の画像検査は行わないことが多いのですが，単純X線像で腫瘍や感染などを疑う所見があれば造影MRI検査を行うべきです．また，腱板損傷を積極的に疑う場合には，単純MRI検査を行います．

(2)腱板損傷

腱の欠損を触知すれば断裂の診断は可能です．肩の痛みがあり，①棘上筋の筋力低下，②外旋筋の筋力低下があり，③インピンジメントサインが陽性(図4)であれば，98%の可

肩痛とは

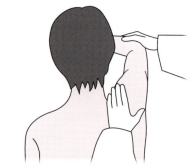

a Neerの手技
肩甲骨を押さえ，肩関節内旋位で他動的に前方挙上させる．

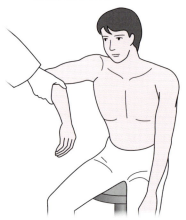

b Hawkinsの手技
90°前方挙上位から他動的に内旋させる．

図4 impingement sign（インピンジメントサイン）

能性で腱板断裂があると報告されています[8]．また，60歳以上で上記2つが陽性であれば98％の確率で腱板断裂があります[8]．外転の途中で運動痛を生じたり（painful arc sign：図5），drop arm test（図6）が陽性であったり，肩峰下でれき音が触知されたりすることがあります．

外転動作により烏口肩峰アーチと腱板の間で摩擦を受けやすいこと，大結節付着部の血行が悪いため修復が起こりにくく変性が起こりやすいことから，棘上筋腱の断裂が最も多くみられます．棘上筋断裂では，empty can test（図7）が陽性となります．

棘下筋断裂では肩関節の外旋筋力が低下し，external rotation lag sign（図8）が陽性となります．肩甲下筋断裂では肩関節の内旋筋力が低下し，lift off test（図9），belly press test（図10）が陽性になります．

画像診断では，単純X線像，超音波やMRIが用いられます．単純X線像では，肩関節前後像で肩峰骨頭間距離（AHI：acromio-humeral interval）が5mm以下であれば，完全断裂を疑います（図11）．また慢性化すると肩峰下の骨棘形成が見られます．MRIでは断裂部がT1で低信号，T2やSTIRで高信号となる（図12）

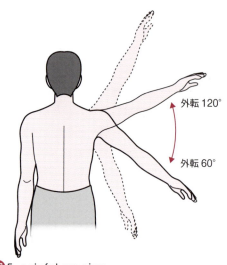

図5 painful arc sign
外転60°〜120°の範囲で挙上時，または下降時に疼痛の増強があれば陽性．

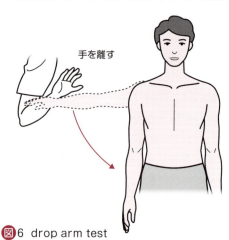

図6 drop arm test
肩関節を90°他動的に外転させた後，検査者が手を離して，ゆっくりと内転させるように指示する．ゆっくりとした内転動作ができず，上肢が落ちる場合は陽性．

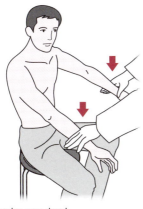

図7 empty can test
棘上筋の筋力を調べるテスト．肩外転前方30°挙上位で母指が下にくるようにして検者の手に抵抗して外転させる．筋力低下や疼痛があれば陽性．

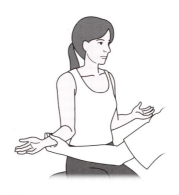

図8 external rotation lag sign
上肢下垂位で他動的に外旋位をとり，その位置を保持するように指示する．手を離したときに保持できなければ陽性．

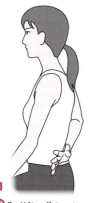

図9 lift off test
手背を腰椎下部に当てた肢位をとり(a)，手を身体の後方に浮かせるように指示する(b)．肩甲下筋腱断裂では身体から手を離すことができない．

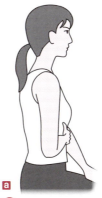

図10 belly press test
手掌を腹部に当て，肘を前額面上に置いたまま腹部を押すように指示する(a)．肩甲下筋断裂では肩関節の伸展で代償しようとする(b)．

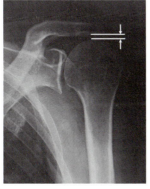

図11 AHIが狭くなった単純X線像
肩峰骨頭間距離が短くなっている．

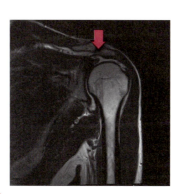

図12 腱板断裂MRI
MRI T2強調像／腱板が断裂し骨頭頂部やや近位まで退縮している．
（あんしん病院整形外科の守重昌彦先生よりご提供いただいた）

肩痛とは

ことで診断します．

どんな治療が行われますか

(1)肩関節周囲炎

　疼痛の緩和と可動域改善が治療の目標になります．自然経過や投薬，運動療法，物理療法，理学療法で改善することが多く，原則として保存的治療を行います．

　まず急性期には安静が基本であり，無理に動かすのではなく，日常生活で疼痛が生じる動作を避けるように指導します．慢性期から回復期においてはNSAIDsなどを使用して疼痛コントロールを行い，積極的に関節可動域訓練を行います．慢性期に無理をすると疼痛が再燃することがあるので，最初は無理をしないで少しずつ可動域訓練を行うことが重要です．可動域が狭い間にはCodman体操（アイロン体操）から開始し，徐々に回復してきたら棒体操や壁を用いた可動域訓練を行います（図13）．肩甲胸郭関節の可動域が低下している場合もあり，あわせて可動域訓練を行うと治療効果を得られやすいです．

　肩の保温により，除痛，緊張緩和が得られ，疼痛閾値が上がることが知られており，サポーターなどを用いて保温に努めます．また，可動域訓練を行う際にホットパックなどの物理療法を併せて行うと訓練の効果が得られやすいです．

　薬物療法では，NSAIDsの投薬のほか，筋弛緩薬や外用薬を併用します．ステロイドまたはヒアルロン酸を肩関節や肩峰下滑液包に注射します．

　積極的な可動域訓練を行っても可動域が改善しない場合は，稀に手術の適応となることがあります．手術としては全身麻酔下での非観血的関節授動術や，関節鏡視下の関節包切開や授動術が行われます．

(2)腱板損傷

　無症候性であれば治療を行う必要はありません．症候性断裂であっても，高齢で活動度が低い場合は保存的治療を行うことが多いのですが，活動的な患者や，職業上や日常生活上の障害が強い症例では手術も検討します．

　保存的治療は，発症直後の局所安静（三角布を使用する）と生活指導（痛い動作を回避し，夜間は仰臥位で肘より遠位に枕をおく，

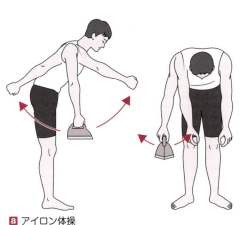

ⓐ アイロン体操

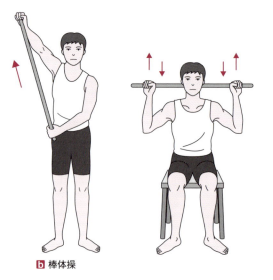

ⓑ 棒体操

図13 肩関節可動域訓練の方法

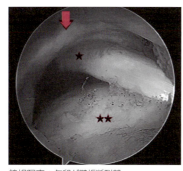
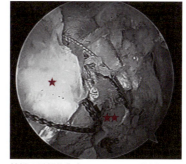

鏡視写真：矢印が腱板断裂部
＊上腕二頭筋長頭腱
＊＊上腕骨頭

鏡視下腱板修復（suture bridge修復）
＊断裂した腱板を
＊＊骨頭に縫着した

図14　関節鏡での腱板縫合手術　（あんしん病院整形外科の守重昌彦先生よりご提供いただいた）

肩関節を軽度屈曲位にする）を行うことが基本です．薬物療法としてはNSAIDsを用いますが，疼痛が強い場合には局所麻酔薬とステロイドを関節内や肩峰下滑液包に注射します．

保温が大切であり，入浴によって暖めると疼痛の緩和には有効です．運動療法は軽い振子運動から開始して，肩甲骨周囲筋力の強化を行いますが，疼痛が出現する運動は基本的には行いません．ただし，運動療法による治療効果のエビデンスははっきりしません．

手術は，直視下よりも関節鏡視下に行われることが多く，腱板断端を上腕骨付着部に縫着して修復することが多いです（図14）．断裂が大きい場合には腱欠損を補填するために，大腿筋膜やテフロンなどを用いたパッチ法を行ったり，広背筋や大胸筋の筋移行術を行ったりすることがあります．腱板修復と同時に，肩峰下除圧術を行うこともあります．

予後はどうですか

(1) 肩関節周囲炎

可動域の回復には時間がかかり，地道な可動域訓練が必要です．通常は半年から1年の経過で回復することが多いのですが，2年以上かかる場合も稀にあります．

(2) 腱板損傷

腱板修復を行った場合，一定期間の外固定の後，他動運動，自動運動の順で機能訓練を進めていきます．玉井らは，3週間のデゾー固定の後，振子運動，自助他動運動を開始し，術後6〜8週までは自動運動を禁じています．断裂が小さい場合は3か月，大きい場合は6か月で機能回復が得られます[9]．

文献

1) Nakamura M, et al : Prevalence and characteristics of chronic musculoskeletal pain in Japan. J Orthop Sci 16 : 424-432, 2011.
2) 高岸憲二：肩痛・肩こりの診療指針：運動器診療最新ガイドライン．総合医学社，2012, p357．
3) Inman VT, et al : Observations of the function of the shoulder joint. 1944. Clin Orthop Relat Res 330 : 3-12, 1996.
4) Reeves B : The natural history of the frozen shoulder syndrome. Scand J Rheumatol 4 : 193-196, 1975.
5) Baslund B, et al : Frozen shoulder : currentconcepts. Scand J Rheumatol 19 : 321, 1990.
6) Yamamoto A, et al : Prevalence and risk factors of a rotator cuff tear in the general population. J Shoulder Elbow Surg 19 : 116-120, 2010.
7) 皆川洋至・他：腱板断裂肩の疫学．日整会誌80：S217, 2006
8) Murrell GAC, et al : Diagnosis of rotator cuff tears. Lancet 357 Issue 9258 : 769-770, 2001.
9) 玉井和哉：肩腱板断裂の診断・治療指針．運動器診療最新ガイドライン，総合医学社，2012, pp364-367．

（篠田裕介）

徳井さんの その後

　徳井さんは整形外科を受診し，肩の診察を受けました．痛くて自分で動かせないだけだと思っていましたが，医師が動かそうとしても70°程度しか屈曲や外転はできませんでした．「これはいわゆる50肩ですかね」と医師は言いました．その後，あちこち押されましたが，三角筋のあたりが痛むようで，上腕骨や肩甲骨そのものの痛みではないと感じました．さらに肩の屈曲や外転，内旋，外旋の筋力低下がないかを調べられましたが，特に筋力低下はないようでした．念のためレントゲンも撮られましたが，異常はありませんでした．肩の腫脹や発赤などはなく，「やはりこれは50肩です．なかなか治らないけれど，1年くらいの経過でほとんどの人が治るから頑張ってください」とも言われました．

　初回は，肩峰下滑液包に局所麻酔薬とステロイドの注射を受け，消炎鎮痛剤を処方されました．「少しでも動かすと痛いのであれば安静にしてください．お風呂で暖めると少しは楽になるかもしれません」と言われました．注射は劇的に効く感じはありませんでしたが，やや痛みは改善しました．痛み止めを飲んでも可動域がよくなる兆しはありませんでしたが，悪化することもなかったのでそのまま経過を見ていました．

　1か月後に2回目の受診をしたら，やはり可動域そのものは変わっていませんでしたが，疼痛は改善しており，可動域ぎりぎりの角度でのみ疼痛が出現することがわかりました．今度は，痛みに応じて動かしたほうがよいと言われました．「健側の手で患側の手を持ち上げる練習をして，少しでも屈曲や外転ができるように心がけてください．アイロン体操も効果があります」と言われました．薬を飲みながら頑張って可動域訓練を続けていましたが，1か月経過してもあまり可動域訓練の効果は感じませんでした．1か月後に整形外科を再度受診したところ，可動域が10°改善していますと言われました．「この調子で頑張りましょう，地道に続けるのが一番大切です」と言われました．このままではテニスができないので，必死に頑張って可動域訓練を続けました．今回は，棒を使った訓練も指示されたので，ひたすら可動域を改善すべく訓練を続けました．1か月後に再度整形外科にかかったところ，

今度は可動域が20°改善していると言われました．今までは疼痛のためテニスをやる気が全く起こりませんでしたが，疼痛がかなり改善してきていたため，テニスをしてもよいか尋ねると，「痛みに応じてやってもよい」と言われました．
　地道に可動域訓練を重ねていると，7か月の経過でサーブも打てるようになり，消炎鎮痛剤を飲むことなくほぼ従来の生活を取り戻すことができました．50肩を治すためには地道なリハビリが必要と実感し，もう少し訓練を続けていこうと考えています．

11 腰痛

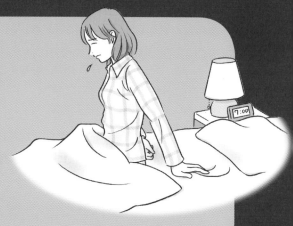

28歳の井上里沙さん（仮名）は会社で事務職の仕事をしている女性です．以前から腰が痛くなることは多かったのですが，最近，急に痛みが悪化してきました．腰の痛みで朝起きるのが大変で，会社に行くのがつらくなってきました．一人暮らしの生活ですが，自転車にも乗れず，買い物もままなりません．そのため，近所にある整形外科を受診しました．

整形外科では，腰の痛い部位を確認し，下肢の反射・筋力の検査を受け，腰のレントゲンを撮られましたが，特に問題はないと言われました．コルセットと痛み止めで様子をみましょうといわれ，薬をもらいました．しかし薬を飲んでも痛みは良くなる気配がなく，会社に頑張って行っても痛みが強くなり，座っていることができません．周りの視線も気になり，ラッシュの電車で通勤することで腰痛が悪化しているとも考えました．安静にしているほうが治るに違いないと思い，無理して会社に行くのをやめることにしました．

そこで，再度整形外科を受診し，痛みが良くならない話をしたところ，MRIを撮ることになりました．しかし，MRIでも「椎間板が一部変性しているが，大きな異常はないから大丈夫」と言われました．

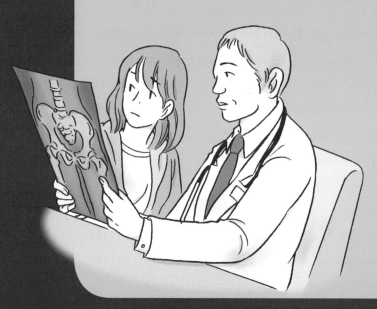

整形外科で腰に電気をあてたり，腰を引っ張ったりしましたが，やはり全く良くなりません．腰痛の原因はわからないし，このまま一生この腰痛とつきあって動けない生活を送らなければならないのかと不安で仕方がありません．もう会社を休み始めてから3か月が経過しています．

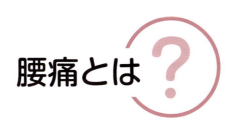

基礎知識

腰痛は成人で最も頻度が高い愁訴であり，生涯罹患率は90%と高く，2010年度の国民生活基礎調査では男性1位，女性2位の有訴率です．欧州のガイドラインでは，腰痛は「肋骨縁よりも下で下殿溝の上に限局する痛みならびに不快感．下肢痛はあってもなくてもよい」と定義されています[1]．症状の持続が6週間以内のものは急性腰痛，6〜12週のものは亜急性腰痛，3か月以上持続する場合は慢性腰痛と定義されています．慢性腰痛は，急性腰痛が遷延化した状態ではなく，近年では別の疾患としてとらえるべきとの考え方が提唱されています．

腰痛は，原因によって特異的腰痛と非特異的腰痛に大別されます．特異的腰痛とは腰椎やその支持組織，脊髄，馬尾，神経根が病変となる原因が明らかな腰痛をさし，腰椎椎間板ヘルニア，脊柱管狭窄症(コラム❶)，椎体

 腰部脊柱管狭窄症とは

腰椎の脊柱管や椎間孔が狭くなり，殿部や下肢の痛み・しびれ，間欠性跛行などの臨床症状を生じる疾患で，腰椎椎間板ヘルニアや脊髄腫瘍などを除外できるものを指します(図)．

骨性因子，椎間板因子，黄色靱帯因子，動的因子が狭窄の要因となり，基礎になる関連疾患としては，変形性脊椎症，変性すべり症，側弯症や後弯症，脊椎圧迫骨折，発育性狭窄，腰椎手術後の狭窄などがあげられます．

症状は，神経根型(下肢痛，殿部痛)，馬尾型(足，足底のしびれ，会陰部異常感覚，排尿障害)，混合型(神経根型＋馬尾型)に分かれます．間欠性跛行を呈することが多く，立位姿勢の保持や歩行により徐々に下肢の痛みやしびれが出現し，増悪するために歩けなくなりますが，前屈位や座位で休息すると症状が軽快します．間欠性跛行の有無，歩行や姿勢による症状の変化があるかどうかが診断のかぎになります．

動脈硬化に伴う血管性間欠性跛行との鑑別が必要ですが，血管性では姿勢の変化による影響がなく，前屈位でも改善しない点が鑑別点になります．血管性の場合は自転車の運転でも下肢症状を生じますが，腰部脊柱管狭窄症では無症状であることが多いです．

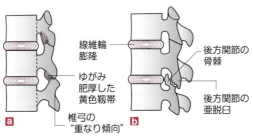

変性脊柱管狭窄症では，脊柱管は椎弓の重なりや黄色靱帯のまくれこみにより狭小となる(a)．関節炎様の後方関節は肥厚し，正中で侵害し馬尾をいっそう圧迫する(b)．出てくる神経根は狭い関節下溝を通るとき一般に圧迫を受ける．

腰痛とは

圧迫骨折などが原因であることが多いですが、化膿性椎間板炎や転移性腰椎腫瘍などによる腰痛もあります。

退行性変化以外の明らかな器質的要因に基づく他覚所見がない場合は、非特異的腰痛と呼ばれます。非特異的腰痛は腰痛全体の85%を占め[2]、罹患率は23%と推定されています。"腰痛には心理社会的要因が発症にも遷延化にも関与する"ことが明らかになっており[3]、治療は簡単ではありません。

本項では、特異的腰痛の代表的な疾患である腰椎椎間板ヘルニアと非特異的腰痛について詳しく述べていきます。

(2) 非特異的腰痛

非特異的腰痛では、脊椎症の変化以外に明らかな器質的要因がありません。腰痛全体の85%を占め、罹患率は約23%と推定されています[5]。疼痛の原因部位は特定できません。

 どんな人がなりやすいですか

(1) 腰椎椎間板ヘルニア

有病率は人口の1%であり、男女比は2〜3:1で、好発年齢は20〜40歳代ですが、若年者から高齢者まで広く罹患します[4]。好発部位はL4/5, L5/S1（図1）ですが、上位椎間にみられることもあります。重労働、自動車の運転、喫煙が発生の要因になりますが、遺伝的要因の関与も指摘されています。スポーツとの関連ははっきりしません。

 どんな病態ですか

(1) 腰椎椎間板ヘルニア

椎間板の髄核を取り囲んでいる線維輪の後方部分が断裂し、髄核が断裂部から後方に穿破、脱出することにより、神経根や馬尾を圧迫する変性疾患です（図2, 3）[6]。主に急性の腰痛・下肢痛や下肢の神経症状を生じます。

腰椎ヘルニアは脱出の程度により分類されます（図4）。膨隆型のヘルニアは自然に縮小することが少ないですが、ヘルニアサイズの大きいもの、遊離脱出したもの、リング状に造影されるものでは自然に縮小することが多いことが知られています。遊離脱出型では、7割程度が3〜6か月の経過で縮小するとの報告もあります。

また、ヘルニアを生じる部位により正中ヘルニアと外側ヘルニアに分類されますが、正中ヘルニアが多いことが知られています。

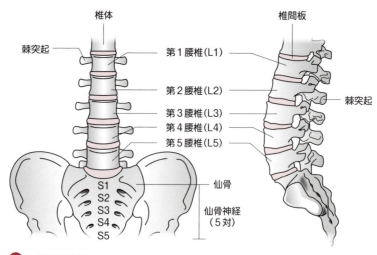

図1 腰椎の高位

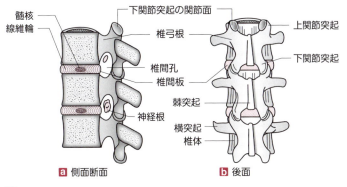

図2 腰椎の解剖 　　　　　　　　（星野雄一・他，文献6, 2012より引用, 一部改変）

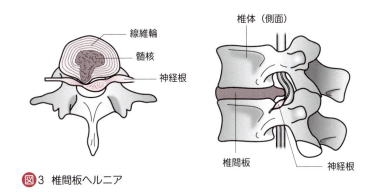

図3 椎間板ヘルニア

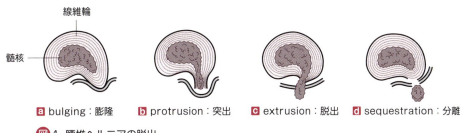

図4 腰椎ヘルニアの脱出
腰椎ヘルニアは脱出の程度により分類される
(a) bulging：膨隆（線維輪の断裂がない）
(b) protrusion：突出（線維輪の部分断裂）
(c) extrusion：脱出（線維輪の完全断裂．さらに，後縦靱帯を突破していないsubligamentous extrusionと穿破しているtransligamentous extrusionに分類される）
(d) sequestration：分離（ヘルニアが硬膜外腔に遊離移動）

L4/5正中ヘルニアではL5神経根の症状が起こりますが，L4/5外側ヘルニアの場合はL4神経根が障害されます（図1）．

症状としては，主に腰痛や一下肢に放散する疼痛を生じます．安静時痛があり，体動により悪化しますが，咳やくしゃみでも痛みを訴えることが多く，発作性の疼痛も生じます．腰部脊柱管狭窄症では前屈すると症状が軽快することが多いのに対し，腰椎椎間板ヘルニアでは前屈制限がみられることが多いです．

腰痛のみの症例もありますが，通常はL4/5～L5/S1のヘルニアでは坐骨神経領域の疼痛が出現し，L1/2～L3/4のヘルニアでは鼠径部や大腿部の疼痛が出現します．両方ある場合は，腰痛が先行してから坐骨神経痛がでる場合が多いことが知られています．坐骨神経痛は脱出型で特に高度であり，機械的圧迫のほか，炎症の関連も考えられています．

(2) 非特異的腰痛

近年，慢性腰痛を代表とする非特異的な疼痛を「運動器と脳(中枢性)，両方のdysfunction(機能的な異常，不具合)が共存した状態」と理解する考え方が提唱されています．身体的負荷が前者を，心理・社会的ストレスが後者を主にもたらすと考えられています(図5)[7,8]．

どのように診断されますか

(1) 腰椎椎間板ヘルニア

腰椎椎間板ヘルニアの診断を行うためには，理学的・神経学的検査が重要です．

神経学的には，障害される神経根のレベルに応じて下肢の感覚低下や深部腱反射の低下，筋力低下を生じる部位が異なるため，所見から責任病巣を推定します(図6)[6]．また，下位腰椎のヘルニアではSLRテスト(straight leg raising test 図7)が陽性になり，上位腰椎のヘルニアではFNST(femoral nerve stretch test 図8)が陽性になります．一般に，若年者ではSLRテストが陽性になりやすく，高齢者では陰性になりやすいことが知られています．

理学所見で椎間板ヘルニアを疑ったら，画像検査を行います．腰椎単純X線では，主に腰椎のアライメントや変性の有無を確認します．椎体の骨棘がみられたり椎間板高が減少している場合は，椎間板変性の可能性が示唆されますが，単純X線でヘルニアと診断することはできません．ただ，感度は高くありませんが，腫瘍や感染，骨折などと鑑別する意味では，行うべき基本的な検査です．

理学所見で椎間板ヘルニアを疑い投薬治療によって改善しない痛みがある場合や，がん

コラム 2　腰痛のレッドフラッグ

腰痛のなかには，化膿性脊椎炎，転移性脊椎腫瘍，脊椎・脊髄腫瘍，解離性大動脈瘤，尿路結石など治療を必要とする重篤な疾患が隠れていることがあり，レッドフラッグと呼ばれています．これらの疾患では安静時痛があることが多く，がんの既往，発熱の有無などを詳細に聴取する必要があります．治療に抵抗する疼痛には注意が必要であり，重篤な疾患が疑われる場合には，血液検査や画像検査を積極的に行います．

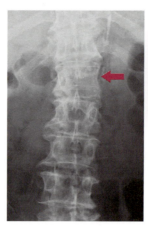

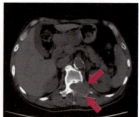

L1左椎弓根に腫瘍が浸潤しており，単純X線像にて椎弓根消失像(pedicle sign)がみられる

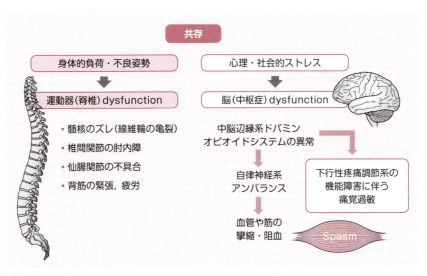

図5 非特異的腰痛の危険因子とメカニズム(基本コンセプト)

(ⒸKoMatsudaira)(松平,文献7, 8, 2015より著者の許諾を得て掲載)

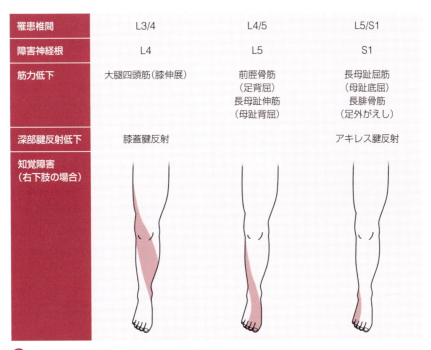

図6 腰椎椎間板ヘルニアに伴う神経根障害の臨床像

(星野雄一・他編,文献6, 2012より引用)

の脊椎転移,化膿性椎間板炎を疑う場合はMRIを撮ります.MRIでヘルニアが見つかっても,無症候性のヘルニアであることも多く,必ず身体所見と画像所見の整合性を確認するべきです(図9).

(2)非特異的腰痛

急性腰痛の発症様式には,腰をひねったとき,物をとろうとかがんだとき,前かがみの姿勢のときなど軽微な動作により発症するもの,運動負荷後に発症するもの,誘因なく発

腰痛とは

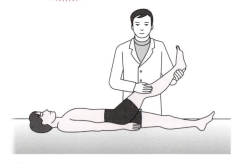

図7 SLRテスト
あおむけに寝て，足を挙上していき70°までで下肢に痛みを感じる場合，椎間板ヘルニアが疑われる．

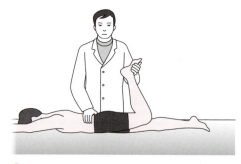

図8 FNST
うつぶせに寝て，膝を90°曲げて股関節を伸ばしていく．大腿前面に痛みを感じる場合，椎間板ヘルニアが疑われる．

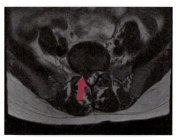

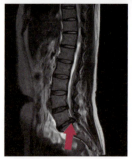

図9 腰椎椎間板ヘルニアのMRI T2強調画像
40歳女性．L5/S1の椎間板が右側優位に突出している．

症するものがあります．欧米のガイドラインでは，基本的には画像検査は勧められていませんが，神経障害が存在する場合や，重篤な疾患が疑われる場合，症状が軽減しない場合には画像検査を行うべきです．特に感染や腫瘍を見逃さないことが重要であり，必要があればMRI，血液検査などを行います．

慢性腰痛は姿勢や動作に関係し，座位の保持や前かがみの動作で増悪することが多いです．安静時には痛みがなく，体動時，特に動き始めに強い痛みを生じることが多いです．特異的な疾患が疑われない場合は，画像検査は推奨されません．腰痛の慢性化の要因として，肥満，強い痛み，抑うつ気分，長い作業時間，仕事の満足度が低いことなどが指摘されています．慢性腰痛では心理社会的要因が大きい患者がしばしばおり，治療に難渋するケースが少なくありません．器質的変化が軽微なのに腰痛の訴えが強いなど，自覚症状と他覚所見の乖離がみられる場合は，精神医学的問題や心理・社会的因子の関与が疑われます．通常は痛くなさそうな刺激や動作で顔をしかめる，広範囲に痛みがある，睡眠障害，胃腸症状，冷感・ほてり，めまい・耳鳴り，動悸，頑固な肩こりなど他の身体症状が腰痛の他に2つ以上ある場合は，脳のdysfunctionを疑います．

どんな治療が行われますか

(1)腰椎椎間板ヘルニア

保存的治療で軽快することが多いため，まずは保存的治療を行います．外来にて非ステロイド性抗炎症薬（NSAIDs），筋弛緩薬，抗不安薬，末梢神経障害性疼痛に有効なプレガバリンなどの投与を行います．また，外来で簡便にできる仙骨ブロックを行うこともあります．急性期の疼痛が強い時期は安静が必要

となり，動作による腰痛が強い場合は簡易コルセットが有効なことがありますが，症状が強い場合はダーメンコルセットを作成します（図10）．通常，急性期以外は安静を強いる必要はありません．その他，牽引療法，温熱療法，体幹筋力増強訓練などの運動療法がありますが，効果のエビデンスはありません．

薬物療法で疼痛の改善が得られず，日常生活に支障を生じる場合は，理学所見とMRIによる画像所見を比較して責任病巣を予測したうえで神経根ブロックを行います．神経根ブロックが一時的であっても有効な場合，責任病巣が明らかになり，手術により症状が改善する見込みが高くなります．神経根ブロックにより下肢痛が改善しても，時間が経つと再燃し，疼痛が軽快しない場合は手術を考慮します．最終的に手術が必要となるのは10～30％で，人口10万人あたり46.3人との報告があります[4]．

手術適応は，膀胱直腸障害が出現した場合，進行する神経脱落症状がみられる場合，SLRなどで神経緊張徴候が著しい場合，保存的治療が無効な場合などです．腰椎椎間板ヘルニアによる馬尾症候群は69％が急性発症であり，膀胱直腸障害が出現した場合には早期に手術を行わないと予後が悪いことが知られています[9]．

脱出した椎間板の摘出手術を行いますが，手術後の予後は一般に良好です．顕微鏡視下ヘルニア摘出術と内視鏡下ヘルニア摘出術，通常のヘルニア摘出術の間に大きな術後成績の差はありません．ただ，内視鏡下ヘルニア切除術は技術的な難易度が高いものの，より小さな皮切で筋層などへのダメージを最小限にすることが可能であり，術後感染も少ないことが報告されています（図11）．再発率は6年で4～14％です．

(2) 非特異的腰痛

多くは予後良好であり，活動制限は最小限にして体を動かすように努め，早期社会復帰を目指すことが重要です．

急性腰痛では，①治療として安静は勧めないこと，②仕事を継続または早期復帰を目指すように助言すること，③薬物治療（アセトアミノフェン，NSAIDsが無効な場合は，オピオイドも使用する），④マニピュレーション（徒手療法），⑤運動療法を行うことが推奨されています．慢性腰痛では，ほとんどの治療法は限定的な効果しかなく，活動や運動を奨励する認知行動療法や腰痛学級などの集学的治療が有効であることが知られています．

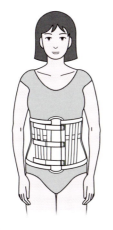

図10 ダーメンコルセット

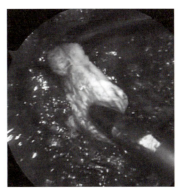

図11 内視鏡下ヘルニア摘出術
（東京大学医学部附属病院整形外科講師の大島寧先生よりご提供いただいた）

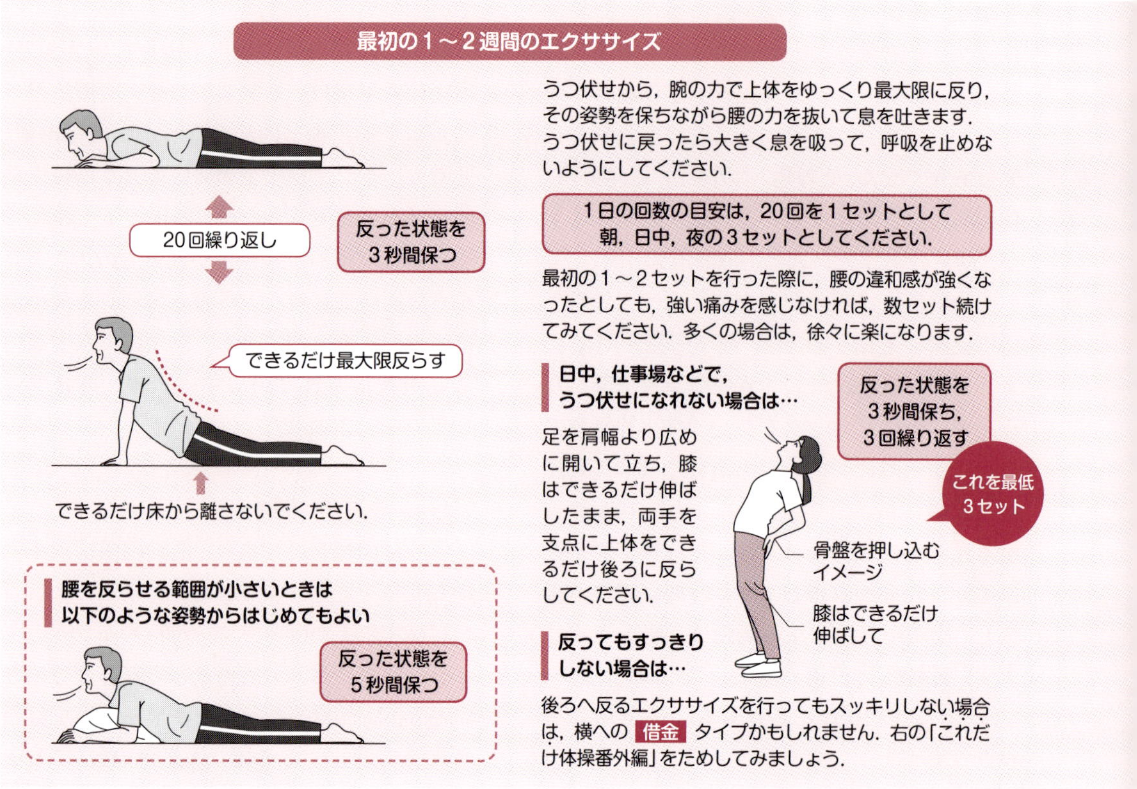

腰痛とは

最初の1〜2週間のエクササイズ

うつ伏せから，腕の力で上体をゆっくり最大限に反り，その姿勢を保ちながら腰の力を抜いて息を吐きます．うつ伏せに戻ったら大きく息を吸って，呼吸を止めないようにしてください．

- 20回繰り返し
- 反った状態を3秒間保つ
- できるだけ最大限反らす
- できるだけ床から離さないでください．

1日の回数の目安は，20回を1セットとして朝，日中，夜の3セットとしてください．

最初の1〜2セットを行った際に，腰の違和感が強くなったとしても，強い痛みを感じなければ，数セット続けてみてください．多くの場合は，徐々に楽になります．

日中，仕事場などで，うつ伏せになれない場合は…

足を肩幅より広めに開いて立ち，膝はできるだけ伸ばしたまま，両手を支点に上体をできるだけ後ろに反らしてください．

- 反った状態を3秒間保ち，3回繰り返す
- これを最低3セット
- 骨盤を押し込むイメージ
- 膝はできるだけ伸ばして

腰を反らせる範囲が小さいときは以下のような姿勢からはじめてもよい

- 反った状態を5秒間保つ

反ってもすっきりしない場合は…

後ろへ反るエクササイズを行ってもスッキリしない場合は，横への 借金 タイプかもしれません．右の「これだけ体操番外編」をためしてみましょう．

図12 ホームエクササイズの例
安静時痛がない，膝より遠位まで放散する坐骨神経痛がない，など特異的腰痛であることが否定的で，特に，腰椎伸展時の痛み・違和感や可動制限を伴う，あるいは，何度か前屈動作を繰り返すと運動時痛を伴う場合は，その場でマッケンジー法に基づく腰椎伸展運動を実施．軽快がみられた場合に松平が配布している指導書から抜粋した．可及的にリラックスした状態にてヤコブラインを支点とするイメージで反らし，違和感や痛み，張りを感じる（その都度の）end rangeまで伸展する．そしてend rangeで息を吐くのがコツである．最大伸展時に，一時的に痛みが強まっても，負荷を緩め腹臥位に戻った時に痛みが軽減すれば，この伸展エクササイズを続行したほうが望ましい安全な徴候と捉える．ただし，痛みが殿部─大腿へ放散する場合は，神経根痛が誘発されたと判断し，中止する．

一般的には，手術やブロック療法など侵襲的な治療は勧められません．

代表的な腰痛の運動療法としては，Mckenzie（マッケンジー）法があります．この方法では，腰椎の前弯を増強させ，伸展方向の可動性を回復させることにより，理想的には個々の患者にとって生理的な腰椎前弯姿勢の習慣化を目指しています．さらに，松平らは椎間板内の髄核の変位で表した理論モデルを基盤にしたシンプルな予防体操を提案しています．この理論モデルでは，セルフコントロール法を視覚的に説明し，患者の理解を深めることが可能となります（図12）[8]．

腰痛の治療においては，心理社会的要因の関与の強さを見極めることで，治療方法を変えることが重要です．そのためのスクリーニングツールが開発されており（図13）[9]，ここでhigh riskに分類された場合は，認知行動療法や環境調整といった心理社会面のサポートなど脳のdysfunctionへの配慮が必要になります．

認知行動療法とは，物事の受け止め方である"認知"と，認知と連動して実行される"行動"を変えていくことで，心理的ストレスとそれに伴う心身反応の軽減を目指す治療法です．心理的ストレスが強い患者は否定的な思

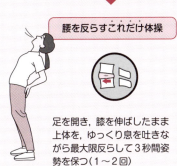
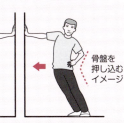
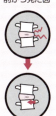

（©監修：松平 浩 厚生労働科学研究（循環器疾患・糖尿病等生活習慣病対策総合研究事業）の生活習慣病予防のための運動を阻害する要因としてのロコモティブシンドロームの評価と対策に関する研究の一環として作成．）（松平，文献8，2015より引用，一部改変，著者の許諾を得て掲載）

考をする傾向にあり，痛みをとることに集中する結果，過度に安静にしてしまい，痛みの難治・慢性化が助長されます．認知行動療法では，否定的な考え方を肯定的な思考に変えます．痛みをとることに集中した状態から，その他の事象に目を向けられるようになると，活動性が増して腰痛が改善します．痛いから何もできないという思考から，痛くても○○はできるという肯定的な思考が身につくと，活動範囲が広がっていきます．

予後はどうですか

(1) 腰椎椎間板ヘルニア

予後は一般的には良好です．男性であること，画像で明瞭な異常所見があること，罹病期間が短いこと，心理状態が正常であること，術前の休職期間が短いこと，労災関連でないことが，術前に予後が良好と予測される因子です．手術は根治的ではないため，5年程度は再発率が経年的に増加する傾向があります．顕微鏡視下ヘルニア摘出術では，短期的には経年的に再手術率が上昇します．保存治療と手術治療は一般的には手術療法が良好な成績を示しますが，復職率に差はありません[10]．

(2) 非特異的腰痛

通常，発症後短期間で急速に改善します．再発は60％の患者でみられますが，再発しても短期間で改善します．腰痛の再発予防のた

Keele STarT Backスクリーニングツール

氏名：＿＿＿＿＿＿　　日付：＿＿＿＿＿＿

ここ2週の間のことを考えて，次のそれぞれの質問に対するあなたの回答に印（☑）を記入してください．

	そうではない 0	そうだ 1
1. ここ2週の間，腰痛が足のほうにも広がることがあった	☐	☐
2. ここ2週の間，肩や首にも痛みを感じることがあった	☐	☐
3. 腰痛のため，短い距離しか歩いていない	☐	☐
4. 最近2週間は，腰痛のため，いつもよりゆっくり着がえをした	☐	☐
5. 私のような体の状態の人は，体を動かし活動的であることは決して安全とはいえない	☐	☐
6. 心配事が心に浮かぶことが多かった	☐	☐
7. 私の腰痛はひどく，決して良くならないと思う	☐	☐
8. 以前は楽しめたことが，最近は楽しめない	☐	☐

9. 全般的に考えて，ここ2週の間に腰痛をどの程度煩わしく感じましたか？

全然	少し	中等度	とても	極めて
☐ 0	☐ 0	☐ 0	☐ 1	☐ 1

総合得点（全9質問）：＿＿＿＿　　領域得点（質問5～9）：＿＿＿＿

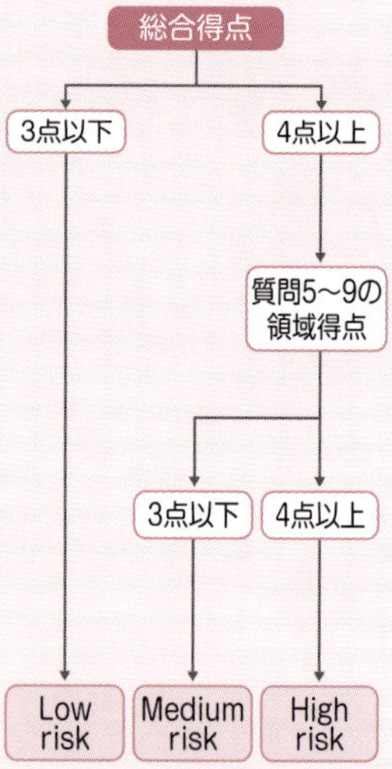

総合得点
- 3点以下 → Low risk
- 4点以上 → 質問5～9の領域得点
  - 3点以下 → Medium risk
  - 4点以上 → High risk

図13 Keele STarT Backスクリーニングツール（日本語版）とスコアリングシステム
（松平・他，文献9，2013より引用．著者の許諾を得て掲載）

めには，日頃から良い姿勢をとることを心がける必要があります．腰椎の前弯を保持することが重要です．

文献

1) van Tulder M, et al : COST B13 Working Group on Guidelines for the Management of Acute Low Back Pain in Primary Care : European guidelines for the management of acute nonspecific low back pain in primary care. Eur Spine J 15 : S169-191, 2006.
2) 田中　栄，中村耕三編：整形外科レジデントマニュアル，医学書院，2014, p125.
3) 日本整形外科学会/日本腰痛学会（監）：腰痛診療ガイドライン2012, 南江堂，2012.
4) 日本整形外科学会腰椎椎間板ヘルニアガイドライン策定委員会，厚生労働省医療技術評価総合研究事業「腰椎椎間板ヘルニアのガイドライン作成」班：腰椎椎間板ヘルニアガイドライン，南江堂，2005.
5) 紺野慎一：非特異的慢性腰痛治療．ペインクリニック 30：947-953, 2009.
6) 星野雄一・他編：NEWエッセンシャル整形外科学，医歯薬出版，2012.
7) 松平　浩：非特異的腰痛．総合リハ 43 (6)：517-526, 2015.
8) 松平　浩：慢性腰痛（心理・社会的腰痛を含む）へのアプローチと現場での対応：第25回腰痛シンポジウム講演記録集　腰痛症　最近の進歩 ―難治性腰痛を含む各種腰痛にどのように対応するか―，エーザイ，2015, p27.
9) 松平　浩・他：日本語版STarT (Subgrouping for Targeted Treatment) Backスクリーニングツールの開発―言語的妥当性を担保した翻訳版の作成―，日運動器疼痛学誌 5 (1)：11-19, 2013.
10) 中村耕三編：運動器診療最新ガイドライン，総合医学社，2012.

（篠田裕介）

里沙さんの その後

　前医ではいろいろと治療をしても腰痛が軽減することはなかったので，里沙さんは，慢性腰痛を専門にしている病院を紹介されました．紹介先の医師は全身を丹念に診察し，里沙さんの日常生活についても細々と話を聞きました．診察の結果，腰以外の背部全体に圧痛があり，肩こりや睡眠障害，頭痛，めまいなどもあることがわかりました．さらによく話を聞いてみると，会社の上司ともうまくいっていないことがわかりました．また，少しでも腰をそらすと痛みがでそうな気がするとのことで，腰を動かすことができずに，ひたすら安静に過ごしていたことがわかりました．

　そこで，医師は里沙さんの腰痛には脳のdysfunctionも関与しているものと考え，まずは低強度の有酸素運動をしてもらうことにしました．ウォーキングを日常生活に導入し，まずは1日500歩を目標に歩いてもらうことにしました．最初は怖がっていましたが，500歩くらいなら比較的簡単に歩けることがわかりました．そこで，次は1,000歩を目標に歩いてもらうことにして，徐々に目標を高めていきました．また，腰椎伸展をしても怖くないことを話し，最初はうつぶせに寝てもらい，少しずつ伸展姿勢に慣れてもらうために角度を上げていく訓練を行いました．そうしている間に，3か月かかりましたが長距離の歩行による疼痛はなく，腰椎の伸展による痛みの出現もないことが確認できました．そこで，今度は自転車に乗ることも怖くないことを説明し，試しに乗ってもらうことにしました．里沙さんは，最初はおそるおそる自転車に乗っていましたが，慣れてくると段差を乗り越えても痛みはなく，自転車に乗る自信もついてきました．こうして，少しずつ動くことに自信がついてきて，介入開始から半年間で，会社に完全復帰を果たすことができました．その後も腰痛が原因での休職はなく，現在も腰痛はほぼ消失しています．

12 頚椎症性脊髄症

　58歳の斉藤康夫さん（仮名）は，経理の仕事を30年続けているベテランの会社員です．若いときから肩こりがあり，時々首が痛くなることがありましたが，仕事で帳簿やコンピューターを見ることが多いため，その疲れだろうと思ってそのままにしていました．

　1年ほど前，残業が続いていたときに右手全体がしびれることに気付きましたが，特に病院には行きませんでした．しばらくして，しびれが手全体から右腕全体に拡がってくるようになり，家族とご飯を食べているときにお箸で豆をとりにくいことに気付きました．また，朝，会社に行くときに絞めるネクタイが上手にできなくなり，おかしいなと思っていました．歩くときもよくつまずくようになり，家族に歩き方がぎこちないと言われ，歩く速度も遅れがちになってきました．そんなとき，お茶の入った茶碗を落として割ってしまうことが3回ほど続き，娘が心配して病院に行くように言ったため，近くの整形外科を受診しました．

　診察の後，レントゲンを撮ったところ首の骨が傷んで，骨と骨の間が狭くなっていると言われ，大きな病院でMRIを撮るように指示されました．紹介された病院でMRIを撮ってもらい，画像を見ると首にある脊髄神経の一部が椎間板という軟骨に押されて潰れており，普通は輪切りにすると丸く見える脊髄神経が三日月型に潰れて，中に白い点が映っていました．医師には椎間板ヘルニアにより頚髄が押されて頚髄症になっていると言われ，治すには手術が必要と言われてしまいました．腰のヘルニアは聞いたことがありましたが，頚のヘルニアとは斉藤さんは聞いたことがありませんでした．

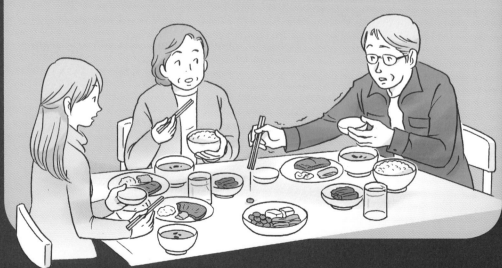

頚椎症性脊髄症とは

どんな人がなりやすいですか

　脊椎の加齢変化により頚椎は変性していきます．これにより椎間板の変性，椎体の骨棘形成，黄色靱帯の肥厚などがあります．しだいに脊髄が圧迫され，進行性に四肢の運動麻痺や知覚障害を起こす疾患を頚椎症性脊髄症といいます．頚椎が変性したのみでは変形性頚椎症と呼びますが，これにより項部痛や神経痛をきたし，脊髄を直接強く圧迫することで，圧迫部位以下の脊髄が痛むことがあります．これら麻痺などの様々な神経症状をきたすことを脊髄症と呼び，特に変形性頚椎症により脊髄の圧迫症状が起こることを頚椎症性頚髄症といいます．変形性頚椎症は脊髄症の原因になりますが，圧迫する原因は他にも多岐にわたります．椎間板が突出した頚椎椎間板ヘルニアによる頚髄の圧迫や腫瘍による頚髄への圧迫も広義で頚髄症に含まれます．他に日本人では頚椎後縦靱帯が骨化し（コラム❶），

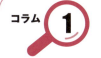 **頚椎後縦靱帯骨化症とは**

　脊椎椎体の後縁を上下に連結し，脊柱を縦走する後縦靱帯が骨化して増大した結果，脊髄の入っている脊柱管は狭くなります．頚椎後縦靱帯骨化症（OPLL；ossification of posterior longitudinal ligament）とは，脊髄や脊髄から分枝する神経根が圧迫され知覚障害や運動障害などの神経障害を引き起こす病気です．骨化する脊椎のレベルによってそれぞれ頚椎後縦靱帯骨化症，胸椎後縦靱帯骨化症，腰椎後縦靱帯骨化症と呼ばれます．

　骨化がみつかる頻度は，1.5%～5.1%，平均3%と報告されています．病気が発症するのは中年以降，特に50歳前後で発症することが多く，男女比では2：1と男性に多く，アジア人で発症率が高いといわれます．また，糖尿病や肥満に頚椎後縦靱帯骨化症の発生頻度が高いことがわかっています．骨化の原因は複数の要因が関与し，また遺伝子の関連が有力視されていますが，特定されていません．骨化があっても頚髄の圧迫が強くなければ必ずしも症状が出るわけではなく，たまたまレントゲンを撮った際に見つかるケースもあります．

　なお，後縦靱帯骨化症は難病法による指定難病になっています．

頚椎

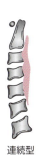

連続型　　分節型　　混合型

a 頚椎後縦靱帯骨化症の形態分類

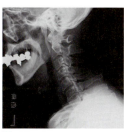 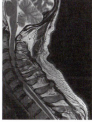

b　　　　　　　　　**c**

頚椎後縦靱帯骨化症のX線（**b**）とMRI T2強調画像**c**．**b**では，連続型の骨化を認める．**c**では，C3/4からC6/7まで広範囲で脊髄が圧迫されているのがわかる．

頚椎症性脊髄症とは

肥大化することにより頚髄を圧迫することで起こる頚髄症の頻度が高くあります．

頚椎症性脊髄症は男性に多い傾向にあり，多くの症例で進行性に悪化します．いずれの場合も中・高齢者に多く発症し，このうち1/3の症例は段階的に，2/3の症例は徐々に進行します．

どんな病態ですか

頚部（図1）の脊髄への前後方向への圧迫による症状が出現します．圧迫するものは多岐にわたりますが，変形性頚椎症が原因となることが最も多いといわれています．変形性頚椎症は頚椎の加齢変化により起こります．主要な変化は椎間板，椎体，椎間関節，脊椎の弯曲の変化などに現れ，それらの変化が頚髄を圧迫する因子となります．脊髄の通り道である脊柱管がもともと狭い人や，頚椎の並びがずれていることにより，脊柱管が狭くなることで発症しやすくなります（図2）．脊柱管前後径の正常下限値は11～14mmといわれ，それ以下の場合，脊髄周囲の空間的余裕のなさから，小さな圧迫因子でも発症しうるものです．日本人は脊柱管の大きさが欧米人に比較して小さいことから症状が生じやすいともいわれます．

頚髄が圧迫される場合，中心部の灰白質の障害が出る場合，そして辺縁部の白質，特に錐体側索路や脊髄視床路に障害が出現し，圧迫が強い場合，横断性に障害されます．したがって，多くの症例（74%）は上肢の症状が初発症状になります．ほぼ例外なく指先のしびれが出現し，手指のもつれや伸ばしにくさ，ボタンのはめ外し・箸の使用・字を書くことなどが不器用になるなどの巧緻障害が現れます．症状が進行すると，足先や下肢体幹に及ぶしびれが拡がっていき，歩行で脚がもつれるような感じや転倒頻度が増える，階段で手すりを持つようになるという症状が出現します．特に脚が突っ張ったような歩き方である痙性歩行は特徴的です．比較的若年であれば，かけ足やケンケンをしにくくなるなどの軽度の症状を自覚できますが，高齢者ではもともとの歩行能力の低さから，気づくのが遅れる場合があります．

近年，軽度のしびれしか自覚していない高齢者の頚髄症で，足もとのおぼつかなさから転倒し，頚椎の過伸展などにより頚髄への衝撃が一気に加わり，もともと圧迫を受けて傷んでいた頚髄への衝撃が軽度でも四肢麻痺をきたし頚髄損傷になってしまうことが増えています．症状が重症化すると，膀胱直腸障害（頻尿・開始遅延・失禁）なども出現します．

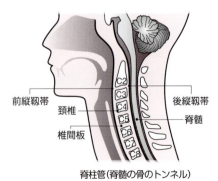

図1 頚部の矢状面

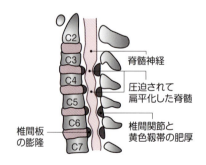

図2 変形性頚椎症
脊髄神経が椎間板の膨隆や靱帯の肥厚により圧迫を受け，扁平化する．

どのように診断されますか

頸髄症の診断で最も重要視されるのは，神経所見による神経学的高位診断です．すなわち神経所見により，症状の原因となる圧迫部位（病変の高位）がどこかを判断することが可能となります．圧迫部位の脊髄の灰白質に由来する髄節徴候（segmental sign）と白質に由来する長索路徴候（long-tract sign）に分けられ，髄節徴候は関連する上肢の筋力低下，腱反射低下，皮膚感覚障害として表現されます（コラム❷）．長索路徴候は下肢の腱反射の

打鍵器ひとつで高位診断

近年はMRIが普及したため，圧迫病変を調べるのに苦労しなくなりましたが，以前は頸髄の圧迫を直接知る方法は脊髄造影しかなかったため，神経学的な高位診断は重要でした．いまでも複数圧迫されている部位があったり，圧迫病変がはっきりしない例など責任高位診断は重要です．図に示すように，極端に言うと打鍵器一つである程度の高位診断は可能で，反射をしっかりとることは重要です．

a 髄節の分布図
各神経根の脊髄内での髄節は実際に椎間孔から出る場所より上位にあるため，実際の圧迫部位と痛める神経根がずれることになる．
例）C4/5での圧迫があった場合，C6神経の髄節がやられ，C6が支配している上腕二頭筋以下で筋力低下が認められる．

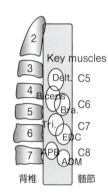

	C3-C4	C4-C5	C5-C6	C6-C7
反射	BTR↑ TTR↑	BTR↓ or → TTR↑	BTR→ TTR↓ or → FF↑	BTR→ TTR→ FF↓
上肢の筋力低下	三角筋	上腕二頭筋	上腕三頭筋または総指伸筋	短母指外転筋または小指外転筋
感覚障害				

BTR：上腕二頭筋反射，TTR：上腕三頭筋反射，FF：指屈筋反射

b 神経学的診断による高位診断

打鍵器を用いて反射をとる際，どこから反射が亢進（↑）しているか，筋力をMMTなどで計測する際どの筋肉から筋力低下を認めるか，またどの部位で知覚障害があるかを診察することで，頸椎のどの場所が傷んでいるのか（責任病巣）が判断可能である．
腱反射は傷んでいる髄節が支配している部位では低下するが，それより遠位の部位を支配している反射は亢進する．
例）C4/5で圧迫があった場合，C6の髄節が傷むことになるので，C6支配の腱反射，すなわちBTRは低下することになる．しかしC7より遠位の髄節支配の反射は亢進する（TTR以下は亢進）．またC6支配筋である上腕二頭筋から筋力低下を認める．感覚障害も手全体に認めることが多い．

（Seichi A, Ogata N et al, 文献1, 2006より引用）

進, 病的反射陽性, 知覚障害, 排尿障害として表現されます. 特に筋力低下と腱反射の亢進・低下ならびに知覚障害の分布の所見をとることにより, 大半の症例で高位診断は可能となります. これらの高位診断は, 圧迫部位が多数みられる場合, 責任高位を診断する場合, 特に除圧手術をする際の部位決定に重要になります.

筋力低下はMMT検査を用いて1〜5で評価します. 握力計やピンチメーターを用いて数値化することも可能です. 感覚障害については, 筆やpinを用いて, 触覚・痛覚の評価や, また音叉を用いて振動覚を評価します. 腱反射や病的反射は主観的になりますが, 亢進・低下の程度は病的の際は強く出るため明らかになることが多いものです. しかし, 糖尿病や高齢者では低下することも多く, また, もともと腱反射が亢進している人もいるので注意を要します. 手指巧緻運動障害の評価法には, 箸の使いにくさやボタンの掛けにくさを訴えることが多くあります. 10秒間でグーパーを繰り返し, その回数が20回以下であった場合, 巧緻運動障害ありと診断する10秒テストが用いられることが多いです.

頚椎症性脊髄症の診断にあたり, 画像所見は重要な位置を占めます. 単純X線, CT, MRI, 脊髄造影が行われます. X線では, 椎間板腔が減少しているか, 骨棘があるかなど頚椎の変性の程度や脊柱管前後径の評価を行います. さらにCTにより先天性の奇形の有無, 骨棘やOPLLの有無などが詳細に確認できます. MRIは近年画質も良くなり, 神経所見から頚椎症性脊髄症が疑われた場合には, MRI検査は必須です(図3). 圧迫の部位, 程度が判別可能となり, 特に圧迫因子が椎間板か腫瘍かなどを判断する際に有用です. また脊髄圧迫部位にT2条件で高信号輝度がみられることがあり, 重症度の判断になることもあります. 脊髄造影(ミエログラフィー)は, 脳脊髄液の部位(脊髄腔)に腰椎から造影剤を注入し, X線で拡散の様子を透視・撮影する臨床検査の一つで, 脊髄の圧迫病変の有無の評価に用いられますが, 侵襲の大きさから近年ではあまり行われていません. ただし金属

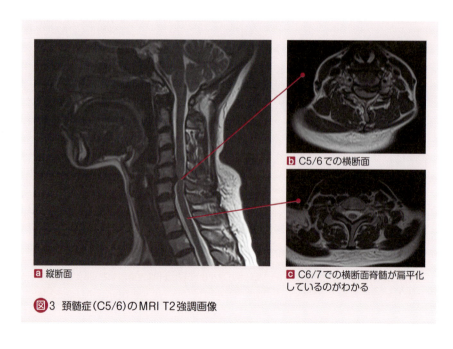

a 縦断面
b C5/6での横断面
c C6/7での横断面脊髄が扁平化しているのがわかる

図3 頚髄症(C5/6)のMRI T2強調画像

の留置，閉所恐怖症などの理由でMRIが撮影できない患者では行うこともあります．その他，筋電図などの電気生理学的検査は，高位診断よりも末梢神経障害，運動ニューロン疾患，筋疾患など他の神経学的障害との鑑別に役立ちます．

どんな治療が行われますか

①保存的治療

軽度のしびれ，感覚障害，痛みならば，第一選択として消炎鎮痛剤，ビタミン剤などの内服，電気，超音波，極超短波などの物理療法，頸椎装具の装着による固定などの保存的治療を行います．動的因子を除いて頸髄への刺激を極力除く頸椎の安静は非常に効果的で，姿勢，固定（期間）が重要になります．姿勢は軽度の前屈位または中間位がよく，伸展位は禁忌です．安静を目的に頸椎カラーなどによる装具（図4），牽引，頭蓋直達牽引などの方法があり，症状の程度によって選択します．カラーの効果は固定することよりも，頸椎の可動性減少により安静を保つことに重きをおくことから，夜間臥床時など頸椎の安静を保てる場合は着用する必要はありません．保存的治療の効果は，2～4週間以内にその兆が現れることが多くあります．固定期間は，症状の程度，回復の早さ，手術の可能性，年齢などの要件を勘案して症例ごとに判断します．頸椎安静の徹底により，症状が改善することも多く，また転倒などによる軽度の障害で症状が進行することから，安静の徹底（うたた寝などによる頸椎の無理な姿勢の回避）や転倒予防などの患者教育も重要となります．

②外科的治療

頸椎の安静などによる保存的治療の効果がない，あるいは歩行困難や排尿排便の障害などが増悪し症状が進行する場合，頸髄の圧迫を除圧する手術が必要となります．手術は大きく分けて前方から椎間板と椎体とを削除し椎体を固定する前方除圧固定術（図5）と，後方から椎弓を操作して脊柱管を拡げる椎弓形成術に大別されます．多くの症例で椎弓形成術が適応されます．

前方除圧術は，前方から圧迫因子となる椎間板あるいは椎体からの骨棘を椎体ごとに直接削除し，その部位に腸骨からの骨を移植し金属プレートなどで固定する方法です．圧迫因子を削除することから，ある意味根治治療となりますが，骨を移植して椎間を固定することから離床が遅れがちになることが多いも

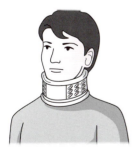
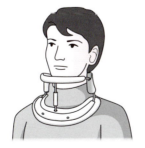

a ポリネックカラー　　**b** フレームカラー

図4　頸椎カラー
頸椎の安静位置を保つためポリネックカラー（a）やフレームカラー（b）が用いられる．
固定性はポリネックカラーのほうが良いが，通気性はフレームカラーのほうが優れる．

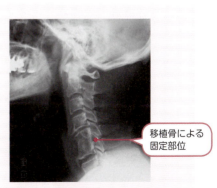

移植骨による固定部位

図5　前方除圧固定術後のX線像
C5-6間に骨移植を行い，固定した．

頚椎症性脊髄症とは

上肢運動機能	
0	箸またはスプーンのいずれを用いても，自力では食事をすることができない
1	スプーンを用いて自力で食事ができるが，箸ではできない
2	不自由であるが，箸を用いて食事ができる
3	箸を用いて日常食事をしているが，ぎこちない
4	正常
下肢運動機能	
0	歩行できない
1	平地でも杖または支持を必要とする
2	平地では杖または支持を必要としないが，階段ではこれらを要する
3	平地・階段ともに杖または支持を必要としないがぎこちない
4	正常
知覚障害	
A	上肢
0	明白な知覚障害がある
1	軽度の知覚障害またはしびれがある
2	正常
B	下肢：0，1，2ともに上肢と同じ
C	躯幹：0，1，2ともに上肢と同じ
膀胱障害	
0	尿閉
1	高度の排尿障害（残尿感など）
2	軽度の排尿障害（頻尿，開始遅延）
3	正常

満点17点中何点かを評価する．
JOAスコア 4-3-222-3のように表記することが多い．

表 頚髄症治療判定基準（JOA score）
日本整形外科学会の判定基準

のです．また椎体間の固定をするため椎間の可動性が失われ，手術をしていない隣接椎間板への機械的な負担が術後増大し，新たな圧迫因子となり得ます．また，多くても2椎体間での固定が限界で，OPLLなどのように圧迫部位が広範囲に及ぶ場合は適応となりません．

脊柱管を拡大する椎弓形成術は日本で開発され世界に広まっている術式で，どのような形で脊柱管を拡げるか，特に椎弓をどのように操作するかでいくつか分けられます．椎弓を真ん中で割り，観音開きのように開いて人工骨を植える縦割式や椎弓を全体にドアのように片開きにする片開き式などがあります（**コラム❸**）．椎弓形成術は施術範囲に制約が

ない点，術後の臥床・安静が短いなどの長所があります．手術後，一時的に上肢が上がらなくなるなどの麻痺が出ることがあります．一般的には術後数日内に離床し，頚椎カラーを着用して筋力訓練や歩行訓練を進め，巧緻障害が強ければ作業療法も併用して手指機能の改善を目指します．

術後における治療成績の評価には，日本整形外科学会の判定基準を用いることが多いです（表）．この基準は評価の段階数が少ないのでわずかな効果は評価されにくいものですが，簡便に評価でき実質的な機能改善を重視されていることから多く用いられています．手術の成績はおおむね良好ですが，しびれや痙性歩行が残存することが多くあります．

文 献

1) Seichi A, Ogata N, et al : Spine 31（12）: 1338-1342, 2006.

（緒方直史）

椎弓形成術とは

狭くなった脊柱管を拡げるために椎弓を操作する手術法で，様々な工夫により手術法が開発されました．椎弓をすべて切除してしまう椎弓切除術は昔から行われていましたが，後方要素が失われてしまうため，術後に後弯変形を起こすことがあり，後方要素を温存する椎弓形成術が開発されました．椎弓の正中にある棘突起に割を入れて観音開きに開く縦割式（b），椎弓の片側に割を入れてドアのように開く片開き式（c），椎弓に段差をつけて割を入れる方法など様々な術式があります．術式に大きな成績の差はなく，術者の慣れた方法で行われることが多いものです．以前は空いた椎弓間のスペースに腸骨からの骨を移植していましたが，近年ではハイドロキシアパタイトからできた人工骨を挿入するようになりました．

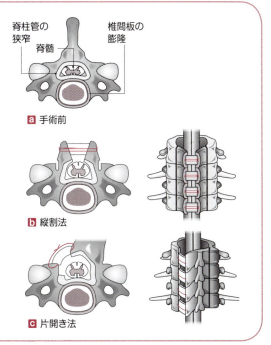

a 手術前
b 縦割法
c 片開き法

頚椎症性脊髄症とは

斉藤さんの その後

　斉藤さんが奥さんと一緒に大きな総合病院を受診すると，整形外科の先生からまずは保存治療をしましょうと言われ，頚椎フレームカラーが処方されました．むち打ちの患者さんがはめているようなクッションのカラーではなく，フレームになっていて夏でもつけていられるようなカラーでした．また首をあまり動かさないように注意され，三か月ほど様子をみました．しかし，手指のしびれやぎこちない歩き方も変わらないことから，先生からは手術を勧められました．頚椎の手術は怖いので，できればしたくなかったのですが，少しでも良くなるのであればと思い手術を受けることとしました．

　先生からは前から手術する方法と後ろから手術する方法があり，斉藤さんの場合は頚髄を圧迫しているのが一つの椎間板であるために前から手術することも考えられるが，隣の椎間板も傷んでおり，将来症状の進行が隣の椎間板に及ぶことも考えられたため，後ろから手術をする椎弓形成術を選択すると説明がありました．手術の前日に入院すると，担当の理学療法士が病室に来て，診察をするとともに手術後のリハビリの流れを教えてくれました．また作業療法士も来て，手指の使いにくさなどの評価をしました．手術は全身麻酔で，3時間ほどで終わり，輸血も必要ありませんでした．

　手術の翌日には少しベッドを上げてご飯を食べられるようになりました．手術後から手指の動きが少し良くなったような気がして，しびれも少しとれていました．首のドレーンという管を術後2日でとり，カラーをつけて車椅子に乗れるようになりました．3日後にはリハビリを再開し，少し手術創の痛みはありましたが，平行棒で歩く練習を開始しました．同時に作業療法も始め，字やお箸の練習を始めました．歩行訓練に加え少しずつ創の痛みも楽になったので，上肢・下肢の筋力訓練も開始しました．発症していた間に使わずに衰えていた筋肉を強化することによって元の状態に戻れるよう目指すことが目標だと言われました．まだ少し手指のしびれは残っていましたが，食事の時のお箸も上手に使えるようになり，歩行もしっかりしてきたので，2週間ほどで自宅に退院となりました．しばらく頚椎のカラーは起きているときは着用してくださいと先生には言われています．

After

MEMO

13 脊髄損傷

原田卓也さん(仮名)は20歳の大学生です．工学部で実験に打ち込みながら，テニスサークルにも所属し，学生生活を謳歌していました．

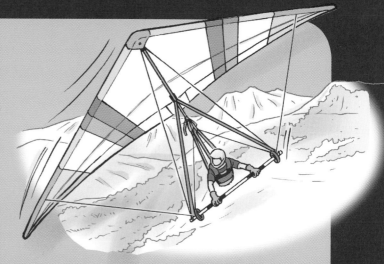

大学の夏休みにサークル仲間と旅行し，初めてハングライダーに挑戦することになりました．その日は天候があまり良くなく，風が強いとの情報がありましたが，明日には帰る予定であるし，「大丈夫だろう」と判断しました．

友人に続いてテイクオフし，はじめは空中飛行を楽しんでいましたが，急に突風にあおられ，コントロールがきかなくなりました．「まずい！」と思った瞬間，急降下して地面に墜落し気を失いました．気づいたときには，救急車で現地の病院に運ばれていました．

心配する仲間には，「大丈夫」と応えていたものの，首の痛みがあり，自分の手足が痺れて動かせませんでした．肩と肘は少しだけ動かせるようです．病院でレントゲンやMRIの検査をしてもらったところ，「頸椎の骨折と頸髄損傷による麻痺」という診断を受けました．このまま歩けなくなってしまうのか，大学は通えるのかと，これからの不安と両親への申し訳ない気持ちでいっぱいになりました．

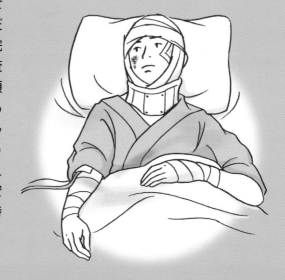

脊髄損傷とは？

どんな人がなりやすいですか

外傷による脊髄損傷は，かつては若年者の交通事故や転落事故など高エネルギー外傷によるものが大部分を占めていましたが，人口の高齢化に伴い，高齢者の転倒など軽微な外傷によるものが多くなってきています．高齢者は脊椎の変性などによる脊柱管の狭小化や，骨粗鬆症による骨脆弱性のために，脊髄が損傷を受けやすい状態にあります．1990年代に行われた全国疫学調査では，人口100万人あたり年間40.2人の脊髄損傷が発生し，20歳前後と50歳代に発生数のピークがありました（図1）．

男性が80％以上を占めます．受傷時年齢は頸髄損傷で50.8歳，胸髄以下の損傷で39.7歳であることから，高齢者に頸髄損傷が多いことがわかります．近年は全国的な疫学調査が行われていませんが，高齢化率の高い地域では脊髄損傷の発生率が高く，人口100万人あたり年間100人を超える地域もあります．

どんな病態ですか

脊髄損傷は，外傷性と非外傷性に分けられます．非外傷性脊髄損傷の原因には，脊椎や脊髄の腫瘍，出血や梗塞，感染，炎症（脊髄炎など），神経変性疾患（多発性硬化症など）があります．外傷やこれらの非外傷性疾患により脊髄の神経伝導が障害されると，運動麻痺や感覚障害を生じます．

脊髄は神経の伝導路であり，内側より順に軟膜，くも膜，硬膜により囲まれ，さらに脊椎によって保護されています．脊髄の横断面と伝導路の一部を図2に示します．遠心路の1つである外側皮質脊髄路は，脊髄の側索を下行し，運動ニューロンに連絡して筋肉の収縮を司ります．求心路の1つである脊髄視床路は，脊髄神経節の一次ニューロンが受容器からの情報を受け，痛覚と温度覚を伝えます．後索は触覚の一部と深部知覚を伝える求心路です．

脊椎の高位と，脊髄や神経根の関係は図3

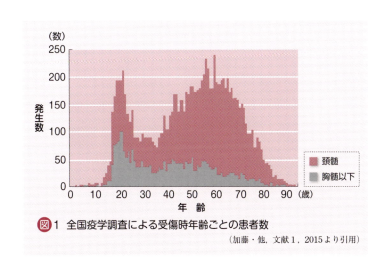

図1 全国疫学調査による受傷時年齢ごとの患者数

（加藤・他，文献1，2015より引用）

脊髄損傷とは

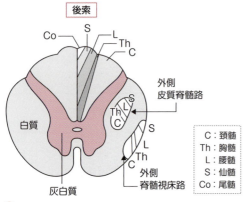

図2 脊髄の横断面と代表的な伝導路
頸髄レベルの横断面を示す
(石田,文献2, 2005より引用・改変)

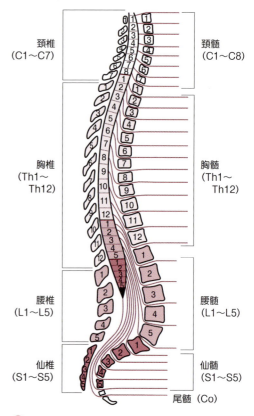

図3 脊椎と脊髄の位置関係

に示すようになっており,必ずしも一致していないことに注意する必要があります.たとえば第6頸椎の損傷では,第7頸髄レベル以下の脊髄が支配する筋に麻痺を生じます.

脊髄損傷では運動麻痺,感覚障害のほかに,排尿障害,排便障害,自律神経障害などを生じることがあります.自律神経障害による症状には,起立性低血圧,発汗障害などがあります.上位頸髄の完全損傷では,胸髄が支配する肋間筋に加えて横隔神経の麻痺が加わるため,自発呼吸ができず,人工呼吸器による管理が必要になります.

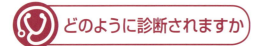
どのように診断されますか

脊髄損傷は,外傷を含めた既往と前述の症状により疑われ,徒手筋力テスト,感覚検査,深部腱反射等により臨床的に診断されます.画像診断としては,単純X線,CT,MRI等が用いられます.単純X線やCTでは外傷による骨折や脱臼,腫瘍や感染による骨の破壊等の有無を確認します.脊椎の変性や靱帯骨化等による脊柱管の狭小化も確認できます(図4a, b).MRIでは脊髄の圧迫が確認でき,脊髄内の信号輝度変化が損傷を示します(図4c).

診断に際しては,臨床診断により麻痺の程度や損傷高位を判断することが重要です.麻痺には完全麻痺と不全麻痺があり,前者は損傷高位以下の運動と感覚がすべて消失しているもの,後者は一部が残存しているものです.

外傷性脊髄損傷では,受傷直後には損傷高位以下のすべての脊髄反射が消失し,これを脊髄ショック(spinal shock)と呼んでおり,この時期には完全麻痺か不全麻痺かの判断は困難です.脊髄ショックから離脱後に最初に出現する反射は球海綿体反射(コラム❶)で,かつては,この時点でも運動と感覚がすべて消失しているものが完全麻痺で,その後の回復はないとされていました.しかし,近年はこの考え方が見直されており,脊髄ショックの期間の長さが回復の可能性と関係している,という考え方が出てきています.

より詳細な麻痺の程度の分類にASIA

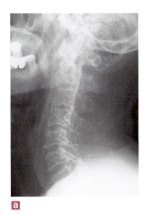 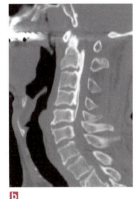 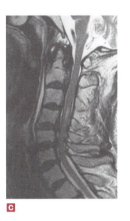

図4 頚髄損傷の画像所見
68歳，男性．単純X線(a)とCTの再構成画像(b)で，C2-5に及ぶ後縦靱帯骨化と，C5/6を中心とした変性が確認できる．骨折や脱臼はない．MRIのT2強調画像(c)では，脊髄の狭小化と脊髄内の高信号(C4レベル)を認める．

(American Spinal Injury Association：米国脊髄損傷協会)のImpairment Scaleがあります(表1)．ASIAのAでは，S4～5領域の運動・知覚機能が消失しています．すなわち肛門の随意的収縮ができず，肛門周囲の感覚もない状態です．脊髄の伝導路で仙髄は最も外側に位置しているため(図2)，最も損傷を受けにくく，また損傷を受けていても最初に回復するとされています．したがって，この部分の機能を認める場合は，不全麻痺で，麻痺が回復する可能性があると考えられ，仙髄神経残存徴候(sacral sparing)と呼ばれています．またASIAのCとDにはkey muscleという言

表1 ASIA Impairment Scale

A = complete (完全麻痺)		S4～S5領域の運動・知覚機能の完全喪失
B = incomplete (不全麻痺)		損傷レベルより下位の運動は完全麻痺．知覚はS4～S5領域を含み，ある程度残存
C = incomplete (不全麻痺)		損傷レベルより下位の運動機能が残存しており，麻痺域のkey muscleの半数以上が筋力3/5未満
D = incomplete (不全麻痺)		損傷レベルより下位の運動機能が残存しており，麻痺域のkey muscleの半数以上が筋力3/5以上
E = normal (正常)		運動・知覚機能ともに正常

 球海綿体反射

　球海綿体反射は，陰茎の亀頭部(女性では陰核)を圧迫すると外肛門括約筋が収縮するもので，第2～4仙髄レベルの反射です．留置している尿道カテーテルを引くことでも誘発することができます．脊髄ショックからの離脱後に最も早く出現する反射といわれ，脊髄損傷急性期の診察には欠かせない手技です．かつては球海綿体反射が出現した時点で，完全麻痺であれば，その後の麻痺の回復はないとされていましたが，近年は必ずしもそうではなく，むしろ脊髄ショックの期間の長さが麻痺の回復と関係している，という考え方があります．

脊髄損傷とは

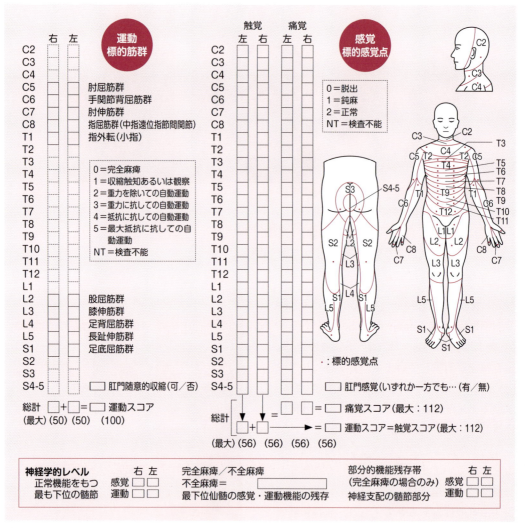

図5 ASIAの評価シート

(石田，文献2，2005より引用・改変)

 麻痺の回復を促す治療

麻痺を改善させる治療法は確立されていませんが，様々な取り組みがされています．不全麻痺では受動的な歩行，すなわち歩けない状態でも正常な歩行パターンを再現することで麻痺の回復が促されるとされ，この練習が行われます．脊髄のなかには歩行中枢（Central Pattern Generator：CPG）と呼ばれるものがあり，受動歩行練習により歩行中枢の機能が高まる，という機序が考えられています．近年は再生医療の技術を用いて，損傷を受けた脊髄の神経伝導そのものを回復させる試みがあります．脊髄間葉系幹細胞，嗅粘膜，iPS細胞から誘導した神経幹細胞などを使った研究が行われており，完全麻痺の回復にも期待が寄せられています．

葉が出てきます．これは頚髄と腰髄の各髄節が支配する代表的な筋肉群で，図5の評価シートに示されています．麻痺の程度を示す分類にはFrankel分類もあり，広く用いられています（表2）．

脊髄損傷で上肢・体幹・下肢に麻痺があるものを四肢麻痺と呼びます．一方，上肢には麻痺がなく，下肢のみ，または下肢と体幹に麻痺が限局するものを対麻痺と呼びます．細かい麻痺の高位について，ASIAでは左右の運動，感覚ともが正常である最下位の髄節で表すことになっています．たとえば肘の屈筋群は左右とも正常で，手関節の伸筋群には麻痺がある場合，C5（残存）の麻痺ということになります．頚髄損傷ではわずかな上肢の筋力の違いが機能に大きく影響することから，髄節を細分化したZancolli分類が用いられることもあります（表3）．

表2 Frankel分類

A. complete（完全麻痺）	損傷高位以下の運動知覚完全麻痺
B. sensory only（運動完全麻痺，知覚残存）	運動完全麻痺で知覚のみある程度温存
c. motor useless（運動残存：非実用性）	損傷高位以下の筋力は少しあるが，実用性はない
D. motor useful（運動残存：実用性）	損傷高位以下の筋力の実用性はある．補助具の要否にかかわらず歩行可能
E. recovery or normal（回復）	筋力低下がなく知覚障害もない．反射の異常はあってもよい

表3 Zancolliの四肢麻痺上肢機能分類（完全損傷）

	グループ	機能髄節レベル	残存運動機能	サブグループ		分類
1	肘屈曲可能群	C5〜C6	上腕二頭筋	A. 腕橈骨筋機能なし		C5A
			上腕筋	B. 腕橈骨筋機能あり		C5B
2	手関節伸展可能群	C6〜C7	長・短橈側	A. 手関節背屈力弱い		C6A
			手根伸筋	B. 手関節背屈力強い		
				Ⅰ 円回内筋 橈側手根屈筋 上腕三頭筋	機能なし	C6BⅠ
				Ⅱ 円回内筋機能あり		C6BⅡ
				Ⅲ 円回内筋 橈側手根屈筋 上腕三頭筋	機能あり	C6BⅢ
3	手指伸展可能群	C7〜C8	総指伸筋	A. 尺側指完全伸展可能		C7A
			小指伸筋 尺側手根伸筋	B. 全指伸展可能だが母指の伸展弱い		C7B
4	手指屈曲可能群	C8〜Th1	固有示指伸筋	A. 尺側指完全屈曲可能		C8A
			長母指伸筋	B. 全指完全屈曲可能		
			深指屈筋	Ⅰ 浅指屈筋機能なし		C8BⅠ
			尺側手根屈筋	Ⅱ 浅指屈筋機能あり		C8BⅡ

若年者の外傷性脊髄損傷では，損傷高位以下のすべての運動と感覚が障害される横断性の麻痺が多いですが，高齢者の骨折や脱臼を伴わない頚髄損傷では，中心性脊髄損傷（中心性脊髄症候群）が多くみられます．これは脊髄の中央部を中心に損傷を受けるもので，脊髄伝導路のなかで下肢の伝導路がより外側に位置するために（図2），下肢よりも上肢に麻痺が強く，また回復も下肢から始まる，という特徴があります．このほか，非外傷性の脊髄損傷では，脊髄の半側の損傷により，損傷部以下の同側の運動・位置覚の障害と反対側の温痛覚障害を生じるブラウン・セカール（Brown-Séquard）症候群や，脊髄の前方の損傷により，運動と温痛覚は障害されるが固有感覚は保たれる前脊髄症候群などもあります．

どんな治療が行われますか

脊髄損傷に伴う麻痺を改善させる治療法は確立されていません（コラム❷）．脊椎に不安定性がある場合や脊柱管の狭窄が強い場合には，手術を行うことがあります．脊髄損傷治療の中心は，リハビリテーションと様々な合併症の管理です．

リハビリテーションの目標は，残された機能で最大限の日常生活動作（ADL）やQOLを得ることであり，麻痺の高位により可能なADLがほぼ決まっているため（表4），これを目標の目安としてリハビリテーションの計画

コラム 3　自律神経過反射

　自律神経障害の一つに自律神経過反射があり，頚髄損傷や上位胸髄損傷の重要な合併症です．膀胱の拡張，便秘，陥入爪など麻痺部に有害な刺激が加わることで自律神経が過敏に反応し，血圧が上昇します．一方で非麻痺部の血管は拡張するため，顔面紅潮，発汗，徐脈などを生じます．重症例では脳出血を起こすことがあり，麻痺部の有害刺激には十分な注意が必要です．

コラム 4　新しい痙縮の治療

　痙縮は，脊髄損傷を受傷後数か月から出現し，座位の安定や移動機能に影響します．かつては筋弛緩薬などの内服，末梢神経ブロックが行われていました．近年はA型ボツリヌス毒素の筋肉内注射により神経筋接合部をブロックし，痙縮を抑制することが可能になってきました．しかし，効果が数か月しか続かない，投与量に制限があり広範囲の痙縮には有効でない，という欠点もあります．バクロフェン髄注療法は，脊髄周囲に抗痙縮薬であるバクロフェンを直接注入するもので，広い範囲に効かせることが可能です．効かせたい脊髄の周囲にカテーテルを挿入し，これを体内に埋め込んだポンプにつなぎ，量を調整しながら持続的に薬剤を注入することができます．

を立てます．急性期には，理学療法・作業療法として，麻痺のある部位の関節可動域を維持するとともに，残存している筋力を維持・強化します．離床に向けて寝返り・座位の練習をしますが，自律神経の障害があるため，低血圧や徐脈に注意しながら行います．離床が進むとともに，回復期のリハビリテーションへと移行します．回復期には，装具や車椅子を用いた現実的な移動手段の獲得と，食事や整容動作など身辺動作の練習を積極的に行

表4 頚・脊髄損傷の残存高位と可能な日常生活動作

残存高位	主な筋肉	運動機能	日常生活動作	自助具・装具など
C2～C3 髄節残存	胸鎖乳突筋	頭部の前屈回転	全介助	人工呼吸器 電動車椅子（下頚などの操作）
C4 髄節残存	横隔膜 僧帽筋	頭頚部の運動 肩甲骨の挙上	全介助	電動車椅子 環境制御装置 リフター マウスティック
C5 髄節残存	三角筋 上腕二頭筋	肩関節運動 肘関節屈伸・回外	BFO・装具と自助具による食事動作，美容の一部（歯をみがく，髪をとく），その他は介助	平地は車椅子，その他は電動車椅子 電動タイプライター
C6 髄節残存	大胸筋 橈側手根伸筋	肩関節内転 手関節背屈	移乗動作（前後）可，車椅子駆動，ベッドでの寝返り，上半身の更衣	テノデーシススプリント
C7 髄節残存	上腕三頭筋 橈側手根屈筋	肘関節伸展 手関節掌屈	床上・移乗動作自立 更衣動作自立 自動車運転可	
C8～T1 髄節残存	手内筋群	指の屈曲	車椅子上ADL自立	
T6 髄節残存	上部肋間筋 上部背筋	体幹の前後屈	実用的車椅子移動	骨盤帯付き長下肢装具と松葉杖で歩行可能
T12 髄節残存	腹筋	骨盤の引き上げ	実用的車椅子移動	長下肢装具と松葉杖で歩行可能
L4 髄節残存	大腿四頭筋	膝関節伸展	歩行可能	短下肢装具 杖

コラム 5　性機能障害

　性生活は重要なADLの一つです．男性脊髄損傷患者では勃起，射精の障害があり，精子の数や運動性も低下するため，男性不妊の原因となります．勃起障害に対してはホスホジエステラーゼ5阻害薬（バイアグラ®など）や勃起補助具を，射精障害に対しては電気刺激装置等を用います．挙児を希望する場合は，精液採取を行うこともあります．女性では，受傷直後は無月経になることがありますが，数か月で月経は回復してきます．性生活における満足度の低下もありますが，妊娠は可能です．分娩時には自律神経過反射に注意する必要があります．

います．必要に応じて上肢装具や自助具も導入します．自宅退院を目指して，家屋改造も検討する必要があります．

　急性期の合併症には，頚髄損傷における呼吸障害や肺炎，深部静脈血栓や肺梗塞，麻痺性イレウス，消化性潰瘍などがあり，予防や早期発見と適切な管理が必要です．排尿障害，排便障害，自律神経障害（コラム❸），褥瘡は急性期，慢性期のいずれにも生じます．麻痺筋の痙縮は移動機能等を阻害するため，薬物療法等による適切な管理が必要です（コラム❹）．異所性骨化は麻痺部の関節周囲に生じ，関節可動域を低下させます．これは過度な他動運動が誘因と考えられるため，関節可動域訓練の際には注意が必要です．

文　献

1) 加藤真介・他：疫学．特集／脊髄損傷—最近の話題，総合リハ 43（4）：289-293, 2015.
2) 石田暉：脊髄損傷．最新リハビリテーション医学，第2版，医歯薬出版，2005, pp237-252.

（芳賀信彦）

自動車の運転

　上肢の麻痺が比較的軽いか全くない場合には，ブレーキとアクセルを手で操作できるタイプの改造自動車を運転することができます．大きな問題は，運転席への乗り降りと車椅子の搭載です．乗り降りは通常の移乗動作と同じですが，スペースが狭く，高さに差がある場合もあり，工夫が必要です．自分一人で車椅子を搭載するには，スライドドアの後部座席に載せる，分解して助手席に載せるなどの方法があります．自動車の屋根のボックスにリモコンで車椅子を引き上げて収納する装置も開発されています．

原田さんの その後

　原田さんは入院後，すぐに首に装具をつけられ，翌日には頚椎の手術を受けました．手術前に主治医から，頚椎の骨折により神経が圧迫されているので，その部分を修復して固定する手術を行うが，麻痺が回復するかどうかはしばらく様子を見ないとわからない，と言われていました．

　麻酔から覚めた後，手足が動くようになっているのでは，と期待して動かそうとしてみましたが，手術前の状態と同じで，気持ちは落ち込んでしまいました．首には相変わらず装具がつけられ，点滴のほかに，尿を出すための管も入っています．自分では寝返りがうてないので，看護師さんが時々体の向きを変えてくれます．

　翌日には食事が出されましたが，自分で食べることもできず，食が進みません．そうしているうちに，午前中にリハビリテーション科の医師が診察に来ました．一通り診察が終わった後，「今日の午後からリハビリを始めます」と言われました．「どんなことをするのですか？」と聞いたところ，とりあえずベッドから離れて車椅子に乗ることを目標に理学療法というものを行うが，あわせて立つ練習も進めていく，また作業療法といって手をうまく使えるようにする練習もしばらくしたら始める，ということでした．「僕の手足は元通りになるのですか？」と聞きましたが，手術前に聞いたのと同じく，「それは今すぐにはわからないが，リハビリは早くから始めたほうが良い」とのことでした．午後には理学療法士が来て，感覚がわかるかとか，痛みがあるかを聞きながら，両手足を大きく動かしてくれました．さらにベッドの頭のほうを少し起こしてくれたのですが，ある程度上がると気分が悪くなってきました．血圧が下がったようで，明日からも少しずつ慣らしながらベッドを上げていくとのことでした．1週間後にはリクライニングのついた車椅子に移り，初めてリハビリテーション室に行きました．そこでは斜面台と呼ばれる器具で体を起こす練習もしました．

13 ― 脊髄損傷

その後，毎日リハビリが続きました．主治医によると首の手術後の状態も落ち着いているとのことで，手術後3週間で，リハビリテーションの専門病院に転院しました．そこではリハビリ漬けの毎日を約4か月間過ごしました．手の力は少し回復しましたが，足のほうは相変わらず動きません．

しかし車椅子で移動したり，車椅子からベッドなどに移ることは自由にできるようになりました．食事も自助具と呼ばれるものを使って自分でできます．家族の支えがあれば生活できる自信もどうにかついてきましたので，自宅に退院しました．大学は留年しましたが，春から車椅子で通う予定です．入院中に理学療法士から勧められた車椅子テニスにも挑戦してみようと考えているところです．

索引

和文

あ

アイロン体操	102
アライメント	58, 76
亜急性腰痛	107
悪性関節リウマチ	91
朝のこわばり	87
足継手	58
圧迫	31
圧迫骨折	14
圧迫骨梁群	6
圧迫包帯	31
安静	31, 113
安静臥床	15

い

イリザロフ創外固定器	20
インピンジメントサイン	100
異所性骨化	136
遺残靱帯	38
遺伝性ニューロパチー	45
一次修復術	40
一次性変形性股関節症	64
一次性変形性膝関節症	75, 76
一重束再建法	41
一過性神経伝導障害	48

う

内がえし	27, 28
内くるぶし	27
運動神経	45
運動麻痺	45, 130
運動療法	10, 66, 67, 113

え

壊死性筋膜炎	54
炎症性疾患	87
遠位脛腓靱帯	27, 28
遠位橈尺関節障害	91

お

オスグッド病	85
横骨折	18
音叉	47
温熱療法	92

か

カウザルギー	49
カルモジュリン	64
下肢のアライメント	75, 76
下肢切断	53
——のレベル	54
下腿義足	57, 58
下腿骨骨折	17
下腿切断	53
下腿切断術	55
化学療法	54
可動域訓練	102
可動域制限	84, 87
顆間窩外側面	37
顆間隆起	37
顆部骨折	17
介達外力	17
改変Evans分類	5
海綿骨	3
開眼片脚起立	10
開大式楔状骨切り術	80
開張足	88
開放骨折	17, 20, 21
——のGustilo分類	21
開放性脱臼骨折	32
開放創	45
外果	27, 28
外果骨折	30
外傷性脊髄損傷	134
外側ウェッジ	78
外側ヘルニア	108
外側側副靱帯	27, 28
外反母趾	88
鉤爪指変形	46
殻構造義足	57
肩の保温	102
肩関節	98
——の解剖	97
——の特徴	97
肩関節周囲炎	98
肩痛	97
活動性評価法	90
滑膜の炎症	87
滑膜切除術	92
完全損傷	40, 130
完全麻痺	130
患肢温存	54
間欠性跛行	107
感覚障害	45, 130
感覚神経	45
寛骨臼	63
寛骨臼回転骨切り術	67
管状骨	84
関節リウマチ	87
関節の変形	87
関節炎	87
関節可動域の維持・拡大	40
関節可動域運動	93
関節可動域制限	65, 77
関節外症状	87
関節覚	38
関節鏡	103
関節固定術	66, 92
関節症状	87
関節穿刺	39
関節内血腫	18, 38
関節内洗浄	78
関節軟骨	87
関節裂隙の狭小化	77
環軸椎脱臼	89

き

キャリパー	47
ギプス固定	15, 25
気泡浴	92
機能軸	76
偽関節	7
義足	57
——に用いる足部	59
——の製作	57
——の装着	56
臼蓋形成術	66
臼蓋形成不全	63, 64
急性スポーツ外傷	37
球海綿体反射	130, 131
挙上	31
距骨	27
距骨滑車	27
距腿関節窩	27
局所性脱髄	48
筋萎縮	47, 49
筋解離術	66
筋弛緩薬	112, 134
筋肉形成術	55
筋肉固定術	55
筋肉内注射	134
筋力強化	40, 66, 78
筋力強化運動	93
筋力低下	122

け

ケーラー病	85
脛骨	27, 37
脛骨顆部骨折	21
脛骨天蓋骨折	28
脛舟部	27, 28
脛踵部	27, 28
脛腓靱帯結合部	28
痙縮	134
——の治療	134

経皮的椎体形成術	15	
軽微な外傷	129	
頸髄症	122	
頸髄症治療判定基準	124	
頸髄損傷	129	
——における呼吸障害	136	
頸椎	119	
——の加齢変化	120	
頸椎カラー	123	
頸椎後縦靱帯骨化症	119	
頸椎症性頸髄症	119	
頸椎症性脊髄症	119	
頸椎装具	123	
頸部骨折	4	
血流障害	84	
楔状板	78	
肩甲胸郭関節	98	
肩甲上腕関節	98	
肩甲帯	97	
肩痛	97	
肩峰下関節	97, 98	
肩峰骨頭間距離	100	
牽引	10, 45	
腱手術	92	
腱鞘滑膜	87	
腱板	97	
腱板損傷	98	
腱板断裂	98	
腱板縫合手術	103	
顕微鏡視下ヘルニア摘出術		
	115	
懸垂	58	
懸垂装置	57	
幻肢	56	
幻肢感	56	
幻肢痛	57	
原発性骨腫瘍	99	

こ

コリーズ骨折	25
子どもの骨	84
股関節痛	63, 65
五十肩	98
交感神経	45
抗がん剤治療	54
抗不安薬	112
抗CCP抗体	89
後外側線維束	38
後距腓靱帯	27, 28
後下脛腓靱帯	28
後脛距部	27, 28
後十字靱帯	38
後天性切断	53

高エネルギー外傷	129
高位脛骨骨切り術	79
高位診断	121
硬性墜落性跛行	65
絞扼性神経障害	45
極超短波治療	92
骨セメント	69, 81
骨の破壊	87
骨移植	21
骨格構造義足	57
骨間膜	27
骨幹部骨折	17, 18
骨棘	66, 78
骨棘形成	77
骨切り	66
骨切り術	78, 79
——の模式図	67
骨硬化	78
骨挫傷	39
骨質	3
骨髄炎	53
骨折	3, 14, 17, 27
骨折線	4
——の部位	4
——の方向	18
——の方向による分類	18
骨接合術	8, 9
骨粗鬆症	3, 10, 14, 25
骨粗鬆症リスク	11
骨端症	84
骨端線	21
骨端線損傷	22
骨端線離開	22
骨直結型義足	58
骨頭壊死	7
骨軟部腫瘍	54
骨囊胞	66
骨盤骨切り術	67
骨皮質	3
骨変化	84
骨密度	3

さ

サイム	54
挫滅	45
最小侵襲手術	8, 69
三果骨折	30, 31
三角巾	27, 28

し

シトルリン化ペプチド	89
ジャンパー膝	37
ジュエット型体幹装具	15

四肢切断	53
四肢麻痺	133
趾神経の障害	45
自助具	93
自動車の運転	136
自律神経過反射	134, 135
自律神経障害	
	45, 130, 134, 136
軸索断裂	48
疾患修飾性抗リウマチ薬	91
膝下ギプス固定	31
膝蓋腱支持	19
膝関節の圧痛	77
膝関節の変形	77
膝関節痛	75
膝前十字靱帯損傷	37
尺骨神経障害	45
尺側偏位	87, 88
射精障害	135
斜骨折	18
若年性関節リウマチ	91
若年性特発性関節炎	91
手根管症候群	45
手指巧緻運動障害	122
手術的治療	7, 66, 78
腫脹	77, 87
受傷機転	39
集学的治療	113
術直後義肢装着法	56
初期股関節症	66, 67
小児の下腿骨遠位部骨折	22
小児の下腿骨骨折	21
小児の骨折	21
小児の骨端線損傷	28
少関節型	91
消化性潰瘍	136
踵腓靱帯	27, 28
上肢の骨折	25
触圧覚	47
褥瘡	136
神経アプラキシア	48
神経移植術	49
神経幹細胞	132
神経幹伝導試験	48
神経根ブロック	113
神経根障害	111
神経断裂	48
神経伝導速度検査	48
神経縫合術	49
振動覚	47
進行期股関節症	66
深部腱反射	47
人工関節	68

人工関節置換術	92
人工股関節の模式図	68
人工股関節の弛み	69
人工股関節置換術	8, 66, 68
人工骨頭置換術	8
人工膝関節全置換術	79
——の模式図	80
人工膝関節置換術	78, 79
人工膝単顆置換術	79
靱帯	27
靱帯再建術	40
靱帯損傷	28
靱帯縫合手術	31

す

スカルパ三角	4, 65
スクリューホームムーブメント	40
スクリュー固定	32
スタティックアライメント	59
スティル病	91
ステム	68
ステロイドの関節内注射	78
スポーツ外傷	37
スポーツ障害	37
スミス骨折	25
垂直性脱臼	88
髄節徴候	121
髄内釘固定	19, 20

せ

セルフコントロール法	114
生活指導	78
生物学的製剤	91
正中ヘルニア	108
正中神経障害	45
成長に伴う変形	22
成長障害	22
成長軟骨帯	21, 22
性機能障害	135
脆弱性骨折	14
赤外線照射	92
脊髄ショック	130
脊髄の横断面	129, 130
脊髄の伝導路	129, 130
脊髄症	119
脊髄損傷	129
脊柱管の狭小化	130
脊椎	119
脊椎と脊髄の位置関係	130
脊椎椎体骨折	14
切除関節形成術	92
切創	45
切断	56
切断術	54, 55
石灰性腱炎	99
接触損傷	37
仙骨ブロック	112
仙髄神経残存徴候	131
先天性股関節脱臼	63, 64
先天性切断	53
前距腓靱帯	27, 28
前下脛腓靱帯	28
前脛距部	27, 28
前股関節症	65, 67
前十字靱帯	38
——の走行	37
——の2つの束	38
前脊髄症候群	134
前内側線維束	38
前方除圧固定術	123

そ

ソケット	58, 68
早期義肢装着法	56
創外固定	19, 20, 79
装具療法	15, 78
象牙質化	66
足関節	27, 28
——の解剖	27
——の外傷	27, 28
——の靱帯	28
——の内反不安定性	28
——の前方不安定性	28
足関節骨折	27, 28
足関節靱帯損傷	27, 28, 31
足底装具	78
——による治療	78
足部	58
足部切断	54
側方動揺性	76
外がえし	28
外くるぶし	27

た

ダーメンコルセット	113
ダイナミックアライメント	59
多関節型	91
多発外傷における骨折	22
太極拳	10, 67
代謝性ニューロパチー	45
大腿義足	57
大腿脛骨角	76
大腿骨外顆	37
大腿骨外反骨切り術	67
大腿骨距	6
大腿骨近位部骨折	3
大腿骨骨切り術	67
大腿骨転子部骨折	6
大腿骨頭	5
大腿骨頭すべり症	69
大腿骨内反骨切り術	67
大腿切断	54
第一Köhler病	84
第二Köhler病	84
脱臼しやすい肢位	69
脱臼骨折	27, 28
脱調整状態	7
棚形成術	66
断端ケア	55, 56
断裂	38, 40

ち

治療的電気刺激	49
中空スクリュー	8
中心性脊髄症候群	134
中心性脊髄損傷	134
中毒性ニューロパチー	45
肘部管症候群	45
長後方皮弁	55
長索路徴候	121
超音波治療	92
直達外力	17

つ

対麻痺	133
椎間板ヘルニア	109
椎弓形成術	123, 124, 125
痛覚	47
使いすぎ症候群	37
継手	57

て

テーピング	31
手の変形	46
低侵襲手術	19
底屈	27, 28
底屈位	27
転位	4
転位型	5
転移性骨腫瘍	99
転子部骨折	4
転倒不安	10

と

徒手筋力テスト	47
徒手療法	113
逃避性跛行	65

疼痛	14, 77, 87
橈骨遠位端骨折	25
糖尿病性壊疽	53
特異的腰痛	107

な

内果	27, 28
内固定	20, 79
内固定術	21, 30, 31, 32
内視鏡下ヘルニア摘出術	113
内旋	27
内側側副靱帯	27, 28, 38
内反型	77
内反変形	77
軟骨下骨の硬化	77

に

ニューロパチー	45
二次性変形性股関節症	63, 64
二次性変形性膝関節症	39, 75
二重束再建法	41
二点識別覚	47
認知行動療法	113, 115

ね

捻挫	27

の

脳のdysfunction	112, 114

は

ハイブリッド型人工股関節置換術	68
バートン骨折	25
バクロフェン髄注療法	134
パイロン骨折	28
パラフィン浴	92
破骨細胞	87
跛行	65, 84
播種性血管内凝固症候群	54
背屈	27, 28
背屈位	27
敗血症	54
排尿障害	130
排便障害	130
廃用症候群	7
白鳥のくび変形	88
剥離骨折	38
薄筋腱	41
半月板	38
半腱様筋腱	41

ひ

ヒアルロン酸	78
ヒッププロテクター	11
日和見感染	92
皮質骨	3
皮膚切開	55
非ステロイド性抗炎症薬	78, 91, 112
非外傷性脊髄損傷	129
非接触損傷	37
非転位型	5
非特異的腰痛	107, 108, 111
——のメカニズム	111
疲労骨折	17
腓骨	27
膝くずれ	38
膝関節の圧痛	77
膝関節の変形	77
膝関節痛	75
膝前十字靱帯損傷	37
膝装具	78
——による治療	78
人食いバクテリア	54

ふ

フックピン	8
ブラウン・セカール症候群	134
プレート固定	19
プレガバリン	112
不活動	7
不全麻痺	130
不動	7
部分損傷	40
副腎皮質ステロイド	91
複合性局所疼痛症候群	49
物理療法	102
粉砕骨折	18

へ

ヘルニア	108
ベンチアライメント	59
ペルテス病	69, 84
閉鎖骨折	17
閉鎖式楔状骨切り術	80
閉塞性動脈硬化症	53, 55
米国脊髄損傷協会	131
変形	87
変形性頚椎症	119, 120
変形性股関節症	63, 69
変形性膝関節症	75, 77

ほ

ホームエクササイズ	114
ホスホジエステラーゼ5阻害薬	135
ホットパック	92
ボタン穴変形	87, 88
ボツリヌス毒素	134
歩行中枢	132
保存的治療	25, 32, 66, 78
縫縮術	31
北大分類	77
勃起障害	135
骨の破壊	87
骨付き膝蓋靱帯	41

ま

マッケンジー法	114
マニピュレーション	113
麻痺の回復	132
麻痺筋の痙縮	136
麻痺性イレウス	136
磨耗粉	69
末期股関節症	66
末梢循環障害	53
末梢神経	45
——の構造	46
末梢神経ブロック	134
末梢神経障害	45
末梢神経損傷	45, 47, 49
慢性腰痛	107

み

ミクリッツ線	76
ミラー療法	57
右ペルテス病	85

む

ムチランス型	91
無髄線維	45
無腐性壊死	84

め

メカノレセプター	38
メタボリック症候群	76
免疫異常	87

や

薬物治療	113

ゆ

癒着性関節包炎	98
有髄線維	45

よ

腰椎ヘルニアの脱出	109
腰椎	108, 109
——の解剖	109
——の高位	108
腰椎椎間板ヘルニア	108
腰痛	107
——のレッドフラッグ	110
腰痛学級	113
腰部脊柱管狭窄症	107
横止め髄内釘	20

ら

ライナー	68
ライフスタイルへの介入	66
ラグスクリュー	9
ラックマンテスト	39
螺旋骨折	18

り

リーメンビューゲル装具	64
リウマトイド因子	89
リウマトイド結節	88
リモデリング	21
離床	135
離断	56
両果	30

れ

レッドフラッグ	110
れき音	77, 100
冷却	31

ろ

ローレンツ法	64
ロッキングプレート	19, 20, 25
労働災害	53

わ

ワーラー変性	48
鷲手変形	46

ギリシャ文字

γネイル	10

欧文

A

ACRコア・セット	90
acromio-humeral interval	100
ACR/EULAR 関節リウマチ分類基準	90
AHI	100
American Spinal Injury Association	131
amputation	56
anteromedial bundle	38
AO分類	5, 19, 28, 29
ASIA Impairment Scale	131
ASIAの評価シート	132
axonotmesis	48

B

Barton骨折	25
belly press test	100, 101
Bigelow中隔	6
Blount病	84
bone bruise	39
Brown-Séquard	134

C

calcar femorale	6
causalgia	49
Central Pattern Generator	132
closing wedge osteotomy	80
Codman体操	102
Colles骨折	25
Complex regional pain syndrome	49
Compression	31
contact injury	37
containment treatment	69
Cotton骨折	30
CPG	132
CRPS	49

D

damage control orthopedics	22
DAS28	90
deconditioning	7
DIC	54
disarticulation	56
disease-modifying antirheumatic drugs	91
Disease Activity Score 28	90
DMARDs	91
drop arm test	100
Duchenne現象	65

E

early total care	22
Elevation	31
empty can test	100, 101
Ender釘	10
Evans分類	5, 6
external rotation lag sign	100, 101

F

femoral nerve stretch test	110
femorotibial angle	76
FNST	110, 112
Frankel分類	133
Freiberg病	84
frozen shoulder syndrome	98
FTA	76

G

Garden分類	4, 8
giving way	38

H

Hansson pin	8
Hawkinsの手技	100
Hohl修正分類	18

I

Icing	31
immobility	7
Impairment Scale	131
impingement sign	100
inactivity	7

J

Jensen分類	5
JOA score	124

K

Köhler病	84, 85
KBM式ソケット	58
Keele STarT Backスクリーニングツール	116
Kellgren-Lawrence分類	77
Kienböck病	84

L

Lachman test	39
lateral thrust	76
Lauge-Hansen分類	28, 30
Legg-Calvé-Perthes病	84
lift off test	100, 101
local compression	18, 19
long tract sign	121

M

Mckenzie法	114
minimally displaced	19
minimally invasive plate osteosynthesis	19
minimally invasive surgery	8, 69
MIPO	19
MIS	8, 69
MMT	47
modified Health Assessment Questionnaire	90
Morton病	45
myodesis	55
myoplasty	55

N

Nテスト	40
Neerの手技	100
neuroapraxia	48
neurotmesis	48
noncontact injury	37
nonsteroidal anti-inflammatory drugs	91
NSAIDs	91, 99, 112

O

opening wedge osteotomy	80
OPLL	119
Osgood病	84
Osgood-Schlatter病	84, 85
ossification of posterior longitudinal ligament	119
overuse syndrome	37

P

painful arc sign	100
Panner病	84
patellar tendon bearing	57
Pemberton手術	69
Perthes病	84
pivot shift test	40
posterolateral bundle	38
Pott骨折	30
Preiser病	84
PTBギプス	19
PTB式ソケット	57, 58
PTS式ソケット	58

R

Ranvier絞輪	46
Rest	31
RICE	30, 31
rigid dressing	56

S

SACH足	58
sacral sparing	131
Salter手術	69
Sauve-Kapandji手術	91
Schatzker分類	19
Scheuermann病	84
screw home movement	40
Seddon分類	48
segmental sign	121
Segond骨折	39
semirigid dressing	56
Semmes-Weinstein monofilament	47
Sever病	84
Sharp角	63
short femoral nail	9
short (proximal) femoral nail	10
shoulder girdle	97
shoulder pain	97
Sinding-Larsen-Johansson病	84
skew flap	55
sliding hip screw	8, 9, 10
SLR	78
SLRテスト	110, 112
Smith骨折	25
soft dressing	56
Solid Ankle Cushion Heel	58
spinal shock	130
split compression	18, 19
Spurling test	99
Steinbrockerの病期分類	90
Still病	91
straight leg raising運動	78
straight leg raising test	110
Sunderland分類	49
swan-neck変形	88

T

TES	49
Therapeutic Electrical Stimulation	49
Tillaux骨折	30
Tinel徴候	47
TKA	79
total knee arthroplasty	79
total surface bearing	57
Trendelenburg徴候	65
TSB式	57
TSB式下腿義足	59

U

UKA	79
unicompartmental knee arthroplasty	79

V

van Neck病	84

W

Waller変性	48

Z

Zancolli分類	133

【編者略歴】
芳賀信彦（はがのぶひこ）

1987年	東京大学医学部卒業
	同医学部整形外科入局
1994年	静岡県立こども病院整形外科科長
1999年	浜松医科大学非常勤講師（兼任）
1999年	医学博士
2001年	東京大学医学部整形外科非常勤講師（兼任）
2006年	東京大学大学院医学系研究科外科学専攻
	感覚・運動機能医学講座リハビリテーション医学分野教授

理学療法・作業療法専門基礎分野
臨床につながる　整形外科学　ISBN978-4-263-21716-0

2016年3月10日　第1版第1刷発行

　編　者　芳　賀　信　彦
　発行者　大　畑　秀　穂
　発行所　医歯薬出版株式会社
　〒113-8612　東京都文京区本駒込1-7-10
　TEL.（03）5395-7628（編集）・7616（販売）
　FAX.（03）5395-7609（編集）・8563（販売）
　http://www.ishiyaku.co.jp/
　郵便振替番号 00190-5-13816

乱丁，落丁の際はお取り替えいたします．　　　印刷・真興社／製本・榎本製本
　　　　　　© Ishiyaku Publishers, Inc., 2016. Printed in Japan

本書の複製権・翻訳権・翻案権・上映権・譲渡権・貸与権・公衆送信権（送信可能化権を含む）・口述権は，医歯薬出版（株）が保有します．
本書を無断で複製する行為（コピー，スキャン，デジタルデータ化など）は，「私的使用のための複製」などの著作権法上の限られた例外を除き禁じられています．また私的使用に該当する場合であっても，請負業者等の第三者に依頼し上記の行為を行うことは違法となります．

JCOPY ＜（社）出版者著作権管理機構 委託出版物＞
本書をコピーやスキャン等により複製される場合は，そのつど事前に（社）出版者著作権管理機構（電話03-3513-6969，FAX 03-3513-6979，e-mail：info@jcopy.or.jp）の許諾を得てください．